EL PRECIO DE LA
BENDICION

EL PRECIO DE LA
BENDICION

GEORGE ROSARIO

Cómo dios te pone
Con la gente correcta
En el lugar correcto
En el momento correcto

Copyright © 2013 por George Rosario.

Editores:
Virginia Berges Rib
Henry Cruz

Para contactar al autor:
georgerosario2012@gmail.com
7035850530

Número de Control de la Biblioteca del Congreso de EE. UU.:   2013906956
ISBN: Tapa Dura   978-1-4633-5506-7
                Tapa Blanda   978-1-4633-5507-4
                Libro Electrónico   978-1-4633-5508-1

Todos los derechos reservados. Ninguna parte de este libro puede ser reproducida o transmitida de cualquier forma o por cualquier medio, electrónico o mecánico, incluyendo fotocopia, grabación, o por cualquier sistema de almacenamiento y recuperación, sin permiso escrito del propietario del copyright.

Las opiniones expresadas en este trabajo son exclusivas del autor y no reflejan necesariamente las opiniones del editor. La editorial se exime de cualquier responsabilidad derivada de las mismas.

Este libro fue impreso en los Estados Unidos de América.

Fecha de revisión: 16/04/2013

Para realizar pedidos de este libro, contacte con:
Palibrio
1663 Liberty Drive
Suite 200
Bloomington, IN 47403
Gratis desde EE. UU. al 877.407.5847
Gratis desde México al 01.800.288.2243
Gratis desde España al 900.866.949
Desde otro país al +1.812.671.9757
Fax: 01.812.355.1576
ventas@palibrio.com

Índice

AGRADECIMIENTOS 13
INTRODUCCIÓN 17
PRÓLOGO 19
CAPÍTULO 1
   Un Enfermo Lucha contra Tres Grandes Molinos de Viento 23
CAPÍTULO 2
   El Impacto del Primer Diagnóstico 30
CAPÍTULO 3
   La Falla Cardíaca: Un Corazón que Muere 35
CAPÍTULO 4
   Implantación del CRT-D 37
CAPÍTULO 5
   El Paso del Hospital Holy Cross al Hospital Suburban 42
CAPÍTULO 6
   Cateterización, Implante del Stent 48
CAPITULO 7
   Navegando el Sistema de Salud 52
CAPÍTULO 8
   Aprobación de la Asistencia Médica; Mi Reacción 56
CAPITULO 9
   Washington Hospital Center 60
CAPITULO 10
   Washington Hospital Center; el Equipo Médico y el Paciente 64
CAPITULO 11
   Corazón Parcial Artificial 68

CAPITULO 12
    Mi Experiencia Con el Corazón Artificial..74
CAPITULO 13
    Trasplante de Corazón de un Donante; Primer Intento 84
CAPITULO 14
    Trasplante de Corazón de un Donante; Segundo Intento 91
CAPITULO 15
    Después del trasplante 102
EPÍLOGO 109
ANEXOS 111

    El Corazón
    Definiciones Importantes
        Sistema Eléctrico del Corazón
        Angioplastia, Stent, Arterioctomía
        Ataque al Corazón
        Falla Cardíaca
    Exámenes del Corazón, Procedimientos Diagnósticos
        Biopsia del Corazón
        La Ventriculografía
        Exámenes de Sangre
        Radiografía de Tórax
        Ecocardiografía
        La ecocardiografía transesofágica
        Prueba de esfuerzo
        Estudio electrofisiológico
        Prueba de la mesa basculante
        Angiografía coronaria
        Registrador Implantable subcutáneo
        Electrocardiograma
        El monitor de Holter
        El Monitor De Eventos Cardíacos
        Arritmia
        Defibrilador Consulta CRT-D
        Cirugía
        Estimulación Vagal
        Medicinas

Condiciones Pre-existentes
Preguntas y Respuestas
EL PROGRAMA MEDICAID
INFORMACION GENERAL SOBRE LOS HOSPITALES
Hospital Suburban
Hospital Holy Cross
Washington Hospital Center
ARTICÚLOS PERIODÍSTICOS
Buena Gente
Washington Hispanic
Oficinas de Ayuda e Información

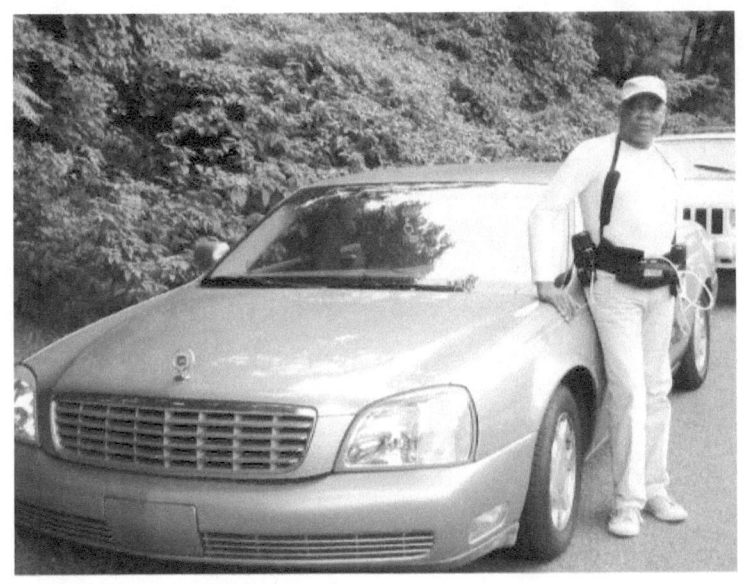

George, poco después de recibir el Corazón artificial

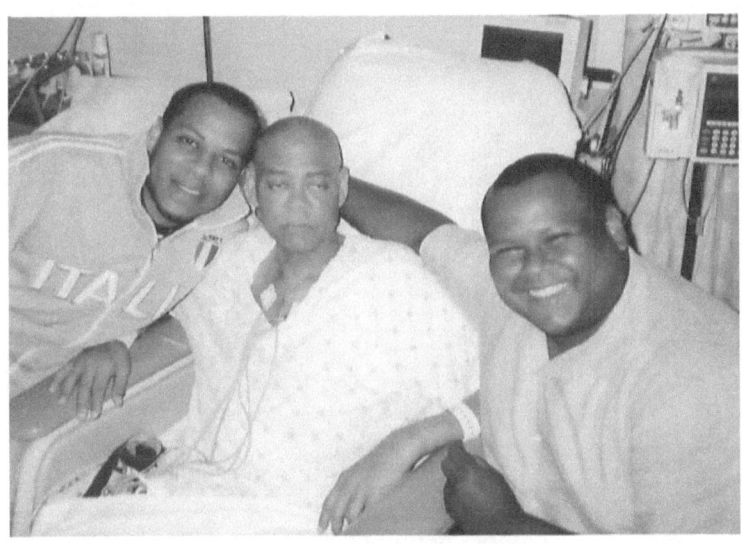

Mis hijos Georgito y José, los primeros visitantes
después de recibir el corazón Artificial

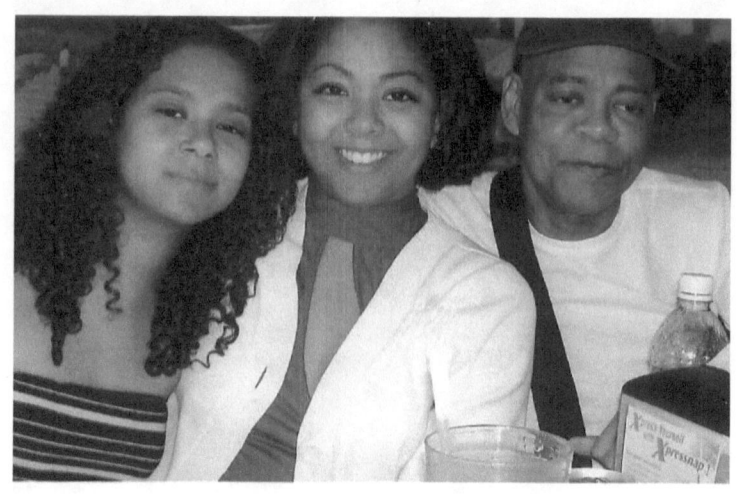

Mis hijas Rosalinda y Apocalipsis un mes después de recibir el corazón artificial

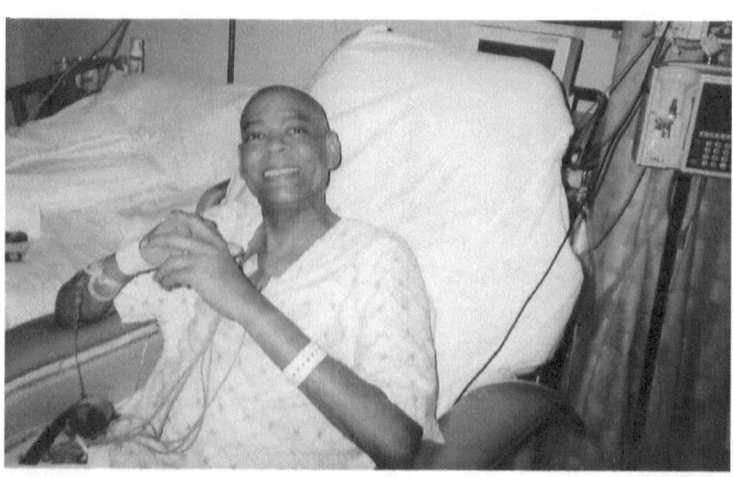

Un mes después del trasplante

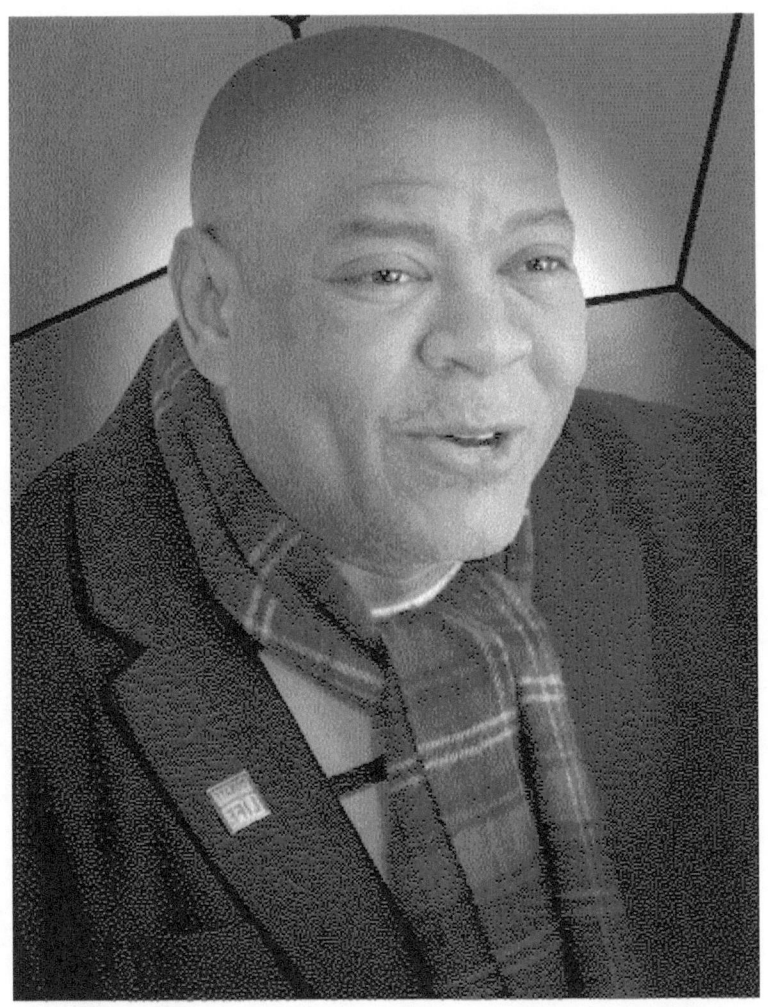
George Rosario Aquino, dos años después del trasplante

AGRADECIMIENTOS

GRACIAS A DIOS y todas las personas que me apoyaron en el proceso de sanación física y psicológica para la recuperación de mi salud, y en el sostenimiento de mi fortaleza espiritual para resistir la gran prueba que significó para mí el ser sometido a la implantación de un corazón artificial y a un trasplante de corazón.

Gracias a mi madre, a mis hijos y a todos los familiares y amigos que no pudieron estar junto a mí pero que emocionalmente estuvieron conmigo en todo el proceso.

Doy las gracias de manera especial al personal de los equipos médicos de los hospitales: Holy Cross Hospital, Clínica Comunitaria del Hospital Holy Cross, Hospital Suburban, y Washington Hospital Center. Gracias a todos y cada uno de los especialistas, enfermeras, laboratoristas, y personal de apoyo. Gracias al personal del Departamento de Laboratorio de Cateterización quienes me han realizado más de 20 biopsia cardiacas, y al personal de las unidades de Cuidados Intensivos de los hospitales citados. Gracias a todas las personas vinculadas a estos centros de salud que contribuyeron en el proceso de implantación de un corazón artificial y de trasplante de corazón. Con el gran poder de Dios y gracias a su ayuda, pude conservar la vida.

En el Hospital Holy Cross, El Dr. Eric Lieberman, primer cardiólogo quien detectó y diagnosticó mi fallo cardiaco. A Melba Almendarez, y Martin Luque, Trabajadora Social quien me guió en el proceso de obtener seguro de salud.

En la Clínica Comunitaria del Hospital Holy Cross, A todo su personal que me ofreció una atención esmerada con cuidados semanales que incluían pruebas de laboratorio, análisis y entrega gratuita de los medicamentos que necesitaba. Y de manera especial al Dr. Ronald J. Hong y a la Dra. Elise Riley

En el Hospital Suburban, el Dr. Yuri Deychak, Director del Departamento de Cateterización, y a Peggy Iraiola, enfermera especialista en cardiología; les doy gracias por todo su apoyo, por enseñarme a comprender el compromiso del personal de salud hacia su paciente y el amor que tienen a su profesión; gracias por su entendimiento del amor que un paciente con una condición terminal necesita recibir.

En el Washington Hospital Center, gracias a todo su personal, ustedes son estrellas alineadas para mantener la vida. De manera especial, agradezco a: Samer S. Najjar, MD, Cardiólogo, George Ruiz, MD, Cardiólogo; Stephen Boyce, MD, Cirujano quien practicó mi trasplante de corazón y quien ha realizado más de 100 trasplantes de corazón, y muchas más cirugías de implantación de corazones artificiales, y mi Coordinadora del Trasplante Bridgette McDevitt, RN, y Alexis Griffin, Coordinadora de Corazones Artificiales LVAD.

Ademas, otros profesionales muy especiales como fueron la enfermera Cardiaca, Jessica Rice RN, Coordinadora de Trasplantes, July Diaz, RN, Elaine May, RN, Caroline Hannis Gilbert, Laura Cooper y Doreen Love, Coordinadores de implantes de Corazón Artificial (LVAD).

En la UNIDAD 4D DEL WHC (Unidad de Educación, tratamiento y recuperación antes y después de recibir corazón artificial o trasplantes) quisiera nombrar a todo el personal, les agradezco a todos por su apoyo, pero por razones de espacio, me limito a citar los siguientes profesionales:

Hilda Nzwoah, Felicia Olusoga, Wilma Blackman, Sophie Hessen, Cindy Bither, Lori Marlow, Arlesha Beach, Gregory Wilson, Hannah Koroma, Etsegenet Kassahun (Kiki), Cassie Miccolis, RN, Suzanne Malouf, RN, trabajadora social Gregory Wilson, enfermera, Jennifer, terapista física, y Sadie Mason. El servicio social y su ayuda personal fueron imprescindibles para poder navegar el sistema de la Seguridad Social, recibir el apoyo necesario para poder cubrir los gastos hospitalarios, y obtener beneficios de vivienda.

Doy gracias especiales a las trabajadoras sociales del Departamento de Salud y Servicios Humanos, (Department of Health and Human Services, DHHS), la Administración de Seguridad Social de Estados Unidos (The United States Social Security Administration), Housing Opportunity Commission of Montgomery County (HOC), Rosemary Lawson, Gerente de Casos de Housing Opportunity Commission.

Gracias a los directivos y miembros de la organización DonateLife por permitirme formar parte de la comunidad de personas que hemos recibido un trasplante de corazón. Todos nosotros compartimos la experiencia de haber recibido el milagro de la vida.

En la farmacia Rite Aid, Reza Vafa, Chichi Joseph y Ted.

Gracias Especiales a: Ronda Griffin, Educadora de Salud de DonateLife, Freddy Medina, Educador de Salud de DonateLife, Vinicio Guerra, Doris de Paz, Esposos Cristobal y Edith Argueta, Wilmer Bucarelo, Dr. David Velazques, Jorge Collazo, mi gran amigo, y José Isidro Reyes por su apoyo. También gracias a José Nelo Ramos, el amigo hondureño quien me llevó al hospital la primera vez.

Por último, debo reconocer y agradecer la atención y devoción de la doctora Gousia Sultanami, mi doctora de cabecera quien por más de 5 años me atiende dos veces por mes sin cancelar una sola consulta. Ella ha sido un apoyo profesional y emocional atendiéndome siempre de buen humor.

Desde el fondo de mi alma, gracias a Todos Ustedes, a las personas cuyos nombres se me escapan, y a quienes me apoyaron anónimamente.

Con gran amor y respeto,
George Rosario

INTRODUCCIÓN

Este libro es acerca de los momentos más retadores de la vida; es acerca de sentirse vulnerable, de encontrar la fe y de abrir el corazón al apoyo. El corazón humano es, simplemente, una simple bomba mecánica de 10 onzas de peso que palpita más de cien mil veces cada día llevando sangre oxigenada al cerebro y a todos los órganos. Algunas culturas han considerado esta simple bomba como el alma dentro de nuestros cuerpos, los griegos creían que el espíritu residía en el corazón y los chinos creían el corazón era el centro de la felicidad. En la cultura moderna, la poesía describe el corazón como nuestro libro interno que contiene nuestras emociones y nuestras ideas.

Como este libro nos muestra, cuando el corazón falla, arriesgamos perder más que una bomba mecánica y nuestro espíritu vive un reto cada día que tenemos la suerte de estar vivos.

Un periodista y personalidad de la radio acostumbrado a vivir la vida a su manera. Ese era George Rosario. De pronto, se encontró solo y temeroso al darse cuenta que su vida estaba al borde del precipicio. George aprendió que si no se tiene seguro de salud (o recursos económicos abundantes), obtener un trasplante del corazón no es una opción realista. Más que la mayoría de nosotros, George vivió la misteriosa y frustrante lucha para obtener seguro médico en los EEUU sin tener dinero. Durante el curso de esta experiencia increíble, él tuvo que explorar su psique y aceptar que su vida iba a cambiar (o terminar) en cualquier momento o enfrentar la realidad que sobrevivir un trasplante del corazón requeriría fuerza interna, apoyo, y más importante, el conocimiento de cómo sobrevivir un trasplante.

A través de los tratamientos incluyendo la instalación de un aparato cardíaco (automático e inalámbrico) de Resincronización Terapeutica y de Defibrilación (o CRT-D), la cateterización, el implante de una arteria metálica o stent, y finalmente, el trasplante de un corazón, George fue un paciente extraordinario. El aprendió que si no tenía estabilidad emocional, los médicos no lo aceptarían como paciente para el trasplante, así que no hubo tiempo para debatir el significado ni el porqué de la vida o la muerte. Solo hubo tiempo suficiente para calmarse, obtener seguro médico (o dinero), ir a los numerosos y caros exámenes. Al final, el necesitaba la fe total que el trasplante seria exitoso. Si se lograba el éxito, cuánto tiempo viviría? A pesar de las circunstancias, la vida puede ser satisfactoria. Enfrentarse y sobrevivir una crisis del corazón con dolor, temor, rabia, soledad y frustración requieren ser una persona especial. Esperar la aprobación de seguro de salud, y luego, esperar a obtener un corazón compatible mientras se escuchan rumores que uno "ha muerto" solo complicaban los retos encontrados por George Rosario. Su extraordinaria fuerza interna es evidente en este libro inspirador. Más que todas las personas que he conocido, el internalizó todos los retos y siempre estuvo dispuesto a someterse a lo que fuera necesario sin quejarse ni protestar (bueno, tal vez protestando un poquito) siempre interesado en hacer las preguntas requeridas, siempre dispuesto a aceptar los riesgos, y finalmente, dispuesto a tomar un salto de fe y luchar para vivir.

La mayoría de la gente so se puede imaginar el arduo camino hacia la recuperación de un trasplante; desde vivir una vida llena de retos y detalles a una vida del paciente de trasplante marcada por el decaimiento físico. El saneamiento físico puede acelerarse si se abre la mente a la comunicación y a la emoción. George Rosario es definido por pasión y su emoción. Si usted encuentra retos similares, trate de evitar sentimientos negativos como el odio, la ira y los celos y trate de mantener sentimientos positivos como el amor, la resignación y el perdón.

George Rosario nos lleva desde las numerosas ocasiones en que estuvo al borde de la muerte hasta el abrazo de agradecimiento con la familia del donante. Él nos lleva por un camino que nunca se olvidará.

Joseph A. Malouf, J.D., LL.M.

PRÓLOGO

Una noche de mi vida cuando el dolor físico y aun el espiritual eran todavía historias y narraciones de situaciones ajenas, mi cuerpo sintió un estruendo de pánico e incertidumbre que me llevó al hospital. Sentía síntomas conjugados reales que iniciaban un camino de lucha por mi existencia. La vida misma, sería el resultado de mi buena suerte y mi sobrevivencia, sería una bendición más.

No es una experiencia filosófica. Voy a relatarles lo que experimenté durante ese camino. Tuve que superar procesos de salud que pudieron ser el final para cualquier ser. Pero no fue así, porque el poder de Dios nos da oportunidades innumerables, para devolvernos la salud y la vida que sustenta la fuerza de respirar, el don de la esperanza, y el futuro, para lo cual el primer paso es el deseo de vivir.

Lo cierto es que mi caso es de los más difíciles encontrados en la historia de la medicina moderna. Para manejar mi situación tuve que crear conciencia sobre la salud a través de disciplina y aprendizaje, aun tomándome pequeñas libertades, pero siempre apegadas a la conservación del templo sagrado, nuestro cuerpo, nuestra mente y nuestra estabilidad emocional.

No quiero lucir como un "sabelotodo" de la salud, ni mucho menos pretender que este es un libro de medicina. Lo único que quiero es compartir la experiencia de un proceso de salud muy difícil, la lucha para superarlo, y el resultado final. El relato de este proceso lo quiero dedicar a decenas de miles de trasplantados en los Estados Unidos y el mundo, a los grandes héroes que han ganado la batalla al cáncer, a pacientes con diabetes, y a las personas que por cualquier razón han sido colocadas en la fina línea divisoria entre la vida y la muerte.

En general, dedico este libro a toda persona que esté luchando con problemas de salud, así sean grandes o pequeños. Esto no importa, porque en la lucha por la vida es necesario ponerse primero en las Manos de Dios y, segundo, es necesario aceptar la senda trazada por la ciencia médica, antes de llegar al punto que yo llegué. Por esta razón deseo compartir mi lucha por la solución a los males de salud culminando con la experiencia emocional de tener el corazón de otra persona.

Es este el relato puro de todo aquello por lo que pasé después de un diagnóstico de fallo cardíaco. Es este el relato del proceso y de mi sobrevivencia. El proceso incluyó, mis malestares, las diagnosis, la implantación de un Desfibrilador en mi corazón, la implantación de una Arteria Metálica o Stent[1], la implantación de un Corazón Artificial o LVAD (Left Ventricular Assist Device), dos cirugías de Corazón Abierto incluyendo abrir el esternón para mejorar el funcionamiento de un Corazón cuyo único destino cercano era la muerte. Y finalmente, relato el proceso me lleva a enfrentarme a la única alternativa posible para vivir, someterme a un Trasplante de Corazón, el que exitosamente se me practicó retornándome a la vida.

En los próximos capítulos veremos este largo, incierto, pero satisfactorio camino donde paso a paso, ustedes podrán apreciar lo grande de la combinación entre la Mano de Dios y el Avance de la Ciencia Médica.

El relato incluye datos importantes que nos darán una idea de todo este proceso; trato de presentarlo de una forma educativa y amena que nos ayude a tener más conocimiento y conciencia de algo tan real, pero seguido por tabúes del pasado, aun con todas las innovaciones y avances en este siglo 21.

Es necesario comprender que la prevención y uso de costumbres sanas son vitales para el cuidado de la salud, aunque mucha gente ante la realidad de un desgaste fisiológico, ignoran los síntomas recurriendo a la auto-mentira, en ocasiones por la falta de un seguro de salud, o por la incapacidad de asistir a médicos y hospitales, o debido a la ignorancia.

---

[1] El Stent o lo que llamo arteria metálica, es en realidad un tubo o malla de metal expandible para desbloquear arterias

Esta introducción la ofrezco porque estuve en esa línea fina e inimaginable entre la Vida y la Muerte. Sí. Entre la Vida y la Muerte hablando literalmente, cuando el dolor es tan fuerte que llegamos a pensar (si es que puede) en el final.

El sistema respiratorio se ve muy afectado cuando no recibe el apoyo de una circulación sanguínea fluida debido a la obstrucción venosa. La situación se hace más crítica si los pulmones no pueden oxigenar la sangre porque el corazón perdió la fuerza necesaria para enviar la sangre. El pecho se siente como si tuviera encima la pata de un elefante y no sabes cómo ni puedes ordenarle a ese elefante que se mueva para poder descansar. Es imposible soportar el dolor. Ni los calmantes más poderosos ayudan. Todo eso lo viví. En esos momentos me decía: "Es aquí cuando el camino se pone difícil".

Lo único que sabes es la incomprensión propia, hasta que una combinación de factores impulsados por Dios teje soluciones milagrosas por medio de las manos y las prácticas de gente muy capacitada para dar amor, para dar vida. Muchas personas trabajaron conmigo para que superara uno a uno, paso a paso, los múltiples problemas de salud derivados de mi afección cardíaca.

Hablo de ese bendito equipo de doctores y especialistas, enfermeras, psicólogos, técnicos, terapistas, trabajadores sociales, personal de limpieza de los hospitales, dietistas, personal que sirve las comidas en los cuartos, y todas las personas que de una forma u otra me apoyaron tomando la responsabilidad de velar por mí, como lo hacen con todos los pacientes, con amor y devoción. Debo reconocer que el sistema de la salud me adoptó, me apoyó y continúa apoyándome. El hospital, la farmacia, el equipo médico, los técnicos de laboratorio, las enfermeras, y la empresa de seguros que eventualmente me cubrió, continúan su labor de protección y apoyo[2].

Diagnóstico: ¡Fallo Cardiaco! un diagnóstico ¡aterrador! Con él llega mucha incertidumbre acerca del futuro, acerca de mi vida, acerca de

---

[2]   Especialmente el Hospital Washington Hospital Center, la farmacia, y la empresa de seguros AmeriGroup

conseguir un seguro de salud en mi situación por los elevados costos para obtener trasplante de corazón. Además, y este es un dato muy importante, nunca tuve una persona a mi lado que me acompañara en todo este proceso facilitándome las gestiones con el sistema de salud y ayudándome a seguir los tratamientos. En todo momento solo estuve acompañado por Dios y por el sistema de salud. Lo cierto es que me tocó, estando siempre dispuesto a pagar la compañía con una actitud superlativamente positiva. Ese fue el precio de la vida: "EL PRECIO DE LA BENDICIÓN".

Vivan conmigo el relato del proceso de recuperación de una afección cardíaca que me llevó al borde de la muerte. Lo he escrito como ocurrió, sin alteraciones para hacerlo emocionante. Es la historia tal y como la viví. Por si sola, esta experiencia puede servir como un testimonio personal que dé energía y valor a las personas que lean estas páginas, a las que estén sufriendo procesos similares u otras enfermedades, y aun a aquellos que por un simple dolor de cabeza pueden llegar a pensar que todo ha terminado.

CAPÍTULO 1

Un Enfermo Lucha contra Tres Grandes Molinos de Viento

La ciencia médica ha logrado avances tan grandes que existen tratamientos, medicamentos, procedimientos y cirugías para prácticamente cualquier condición de salud, incluyendo estudios genéticos que pueden dar un diagnóstico en tan breve tiempo que sorprenderían para bien a cualquier persona que necesite de tal, para sentir que se comienza a hacer lo posible en pos de la cura. Existe una amplia variedad de avances médicos, desde analgésicos nuevos, hasta el trasplante de órganos, o medicinas para afecciones al sistema inmunológico, sida, cáncer y laceraciones graves al cerebro -difícil de remplazar-. Con los órganos, tejidos, y trasplantes cosméticos, de piel y otras cirugías, las expectativas son muy alentadoras y efectivas. Pero mi caso es el corazón complicado por grandes problemas con mi sistema inmunológico y mi falta se seguro de salud.

Voy a explicarles cómo el proceso de búsqueda de mi salud se desarrolla y lo que significa mi lucha y vivir conservando siempre la confianza en las oportunidades que te llegan de seguir adelante con la ayuda de médicos especialistas, junto a gente muy dotada que forman equipos de apoyo, para lidiar con retos de salud y dando amor como su misión.

Quisiera ser bien interpretado con algunos señalamientos expresados. Estos son tal y como son cuando de finales de éxitos se habla. Me explico muy sencillamente: No se trata de dinero, ¡Aunque sí! Y tampoco se trata de que mi caso sea el único, porque sería decir mucho en un país como los Estados Unidos que dedica un enorme presupuesto a la salud. Se trata de vivir, pues vivo la bendición de ser ciudadano de esta gran nación que ha realizado cientos de miles de trasplantes y procesos médicos costosos y milagrosos sin que se tome en consideración la raza, la condición social, económica, y sin consideraciones personales. Si te toca te toca. ¿Cuál es la única solución?

Sin duda la respuesta está en lo muy personal y propio: Dios y el manejo del sistema.

Inicio de la Historia

Una noche de septiembre del 2008, regresé a mi casa después de un largo día de trabajo que había transcurrido con normalidad, sin que yo hubiera sentido la menor fatiga. Había cumplido con múltiples tareas relacionadas con mi trabajo como productor radial, y en casa continué coordinando la producción de mi programa para el día siguiente, haciendo llamadas telefónicas, y revisando mi correo electrónico.

Fue una velada normal, una noche como tantas otras. Sin embargo, cuando me preparaba para dormir, sentí en mi pecho una pequeña molestia. Tomé dos analgésicos para calmar este pequeño dolor, pero en lugar de disminuir, el dolor creció hasta que llegó a ser tan fuerte que me dije "Esto es un problema mayor. Tengo que ir al hospital".

Alarmado por el dolor tan intenso llamé por teléfono a una persona amiga para pedirle que me llevara al hospital, pero este amigo no podía venir a casa inmediatamente, sino hasta una hora después. Sin fuerza para manejar lo que me sucedía, me comuniqué con otra persona quien llegó sin tardanza, y me llevó a la sala de emergencias del Hospital Holy Cross.

Apenas si recuerdo el recorrido hasta el hospital. Me veo entrando en la sala de emergencias. Me veo en el área de recepción. Me veo siguiendo el protocolo de ingreso al hospital; me veo de pies ante la encargada de recepción. A pesar del gran dolor que sentía, tuve que responder una a una sus preguntas para mi ingreso: nombre, dirección, teléfono, lugar de trabajo, nombre y teléfono de la persona de contacto, y finalmente información sobre el seguro de salud. Cuando verificaron que no contaba con seguro médico, me formularon dos preguntas adicionales, dos preguntas que me perseguirán por el resto de mi vida y que representan la otra cara de la moneda de la enfermedad: ¿Quién será responsable de los gastos hospitalarios? y ¿Cómo se hará este pago?

Desesperado por el dolor, y angustiado por la carga económica que sin lugar a dudas se derivaría de la atención médica que necesitaba recibir con urgencia, sin pensar si ofendía a alguien, saqué fuerzas de donde no tenía y exasperado le grité a la mujer: "¿Qué quién va a pagar? ¡Bush!, el Presidente Bush[3] va a pagar la cuenta".

Por fortuna, los servicios médicos de urgencia son obligatorios en los centros de salud norteamericanos, y fui ingresado a la sala de urgencias donde iniciaron procedimientos para determinar qué me pasaba y para estabilizar mi condición de salud.

Desvalido, veía a los médicos y enfermeras como desde muy lejos; me sentía rodeado de equipos, de camillas y mesas con instrumentos extraños, en un ambiente desconocido e inquietante. Recuerdo que me aplicaron un suero y que me tomaron muestras de sangre. No sentía el transcurrir del tiempo, pero después de lo que supongo fueron largas horas en la sala de emergencias, se me informa la diagnosis, tengo neumonía.

Los médicos determinaron que debía permanecer internado. El internamiento se prolongó 17 días. Fue la primera de una serie de hospitalizaciones en el Hospital Holy Cross en un período de seis meses, mi vida se convirtió en una rutina de internamientos, salidas muy breves del hospital y re-internamientos vía emergencia debido a mi mal estado de salud.

Lo más interesante -como vería después a medida que la exploración clínica a que fui sometido avanzaba- es que la neumonía afecta más fácilmente a pacientes con enfermedades crónicas como las enfermedades del corazón, o diabetes, y también a aquellas personas cuyo sistema inmunológico es insuficiente por causas naturales, o por tomar ciertas drogas que afectan el sistema inmunológico.

---

[3] Presidente Bush: George Bush fue el Presidente número 43 de los Estados Unidos en el período 2001 a 2009 y el 46th Gobernador de Texas desde 1995 al 2000.

En el hospital yo experimenté varios de los síntomas de neumonía: sentía dificultad al respirar, fiebre, escalofríos, nausea, vómito, palpitaciones rápidas del corazón, fatiga y debilidad muscular.

Los médicos del Hospital Holy Cross establecieron el diagnóstico de neumonía en base a los tres análisis que normalmente se utilizan para casos como el mío: la historia médica, un examen físico, y los resultados de exámenes de laboratorio (químico, rayos equis y tomografía del pecho que es un examen más detallado que el de rayos equis). La tomografía del pecho permite observar la inflamación de los pulmones, pero no permite diagnosticar el tipo de neumonía que afecta al paciente. Uno de los exámenes que me realizaron, que se repetiría frecuentemente hasta que se obtuvieran resultados que confirmaran mi recuperación total, fue el examen de sangre. La sangre tiene glóbulos rojos, glóbulos blancos y plaquetas o trombocitos para la coagulación de la sangre. El número bajo de glóbulos rojos y de plaquetas da indicios de neumonía.

Normalmente los pacientes con neumonía también son sometidos a otros exámenes, uno de saliva para identificar la clase de germen o microbio que los afecta, otro llamado broncoscopia o examen visual de la tráquea, y un examen de medición del nivel de oxígeno en la sangre.

Con mi internamiento, los médicos siguieron el protocolo de atención al paciente con neumonía, que es básicamente suministro de antibióticos orales (o por vía intravenosa si el paciente es internado en hospital o clínica como fue mi caso), y mucho descanso. Sin embargo, este período de "descanso" representó una tortura para mí, ya que me vi obligado a interrumpir drásticamente el acelerado ritmo de mi vida. A pesar de que me atormentaba el estar incapacitado para el trabajo y para el cumplimiento con mis numerosos compromisos, mi condición de salud empeoró tanto que en un momento dado no tuve más pensamientos que aquellos relacionados con mi sobrevivencia.

En el plano físico sentía dolor, nausea, vómitos y pérdida completa del apetito, y en el plano mental sentía incertidumbre existencial y angustia. Los exámenes médicos se sucedían uno tras otro y mi frustración aumentaba en la medida que mi salud empeoraba.

Me atormentaba sobre todo el no saber qué me sucedía, y a pesar de que hablaba y entendía el idioma inglés, no era capaz de comprender los innumerables términos médicos que los doctores utilizaban; eran términos completamente desconocidos para mí, en cualquier idioma, incluso en español y a pesar de que por mi profesión soy una persona que ha leído mucho sobre todo tipo de temas, incluyendo temas de salud.

El personal médico sólo hablaba inglés, con excepción de un enfermero guatemalteco. El enfermero me identificó como Latino cuando una noche, casi al final de su turno, entró en el cuarto de hospital que yo compartía con otro paciente y me escuchó hablar por teléfono en español. En ese momento yo hablaba con el abogado Luis Salgado; el enfermero acostumbraba a escuchar mi programa de radio e identificó mi voz. Se acercó a saludarme y desde ese momento nos unió una corriente de amistad. Aunque nunca lo asignaron formalmente a atenderme, con frecuencia venía a mi habitación y conversábamos un rato; fue una gran ayuda emocional contar con ese hermano latinoamericano ofreciéndome su apoyo en esos momentos tan difíciles. En ese período, aunque parezca increíble dado mi precario estado de salud, me entristecía bastante no tener con quien "bochinchear" en mi idioma.

Mi estado de salud era realmente preocupante. Conforme avanzaba mi internamiento se hacía mayor mi incertidumbre. Me preguntaba por qué razón seguían aumentando el dolor de pecho y la falta de respiración a pesar de que los médicos seguían tratándome la neumonía, e intentaban subirme el nivel de las plaquetas que era muy bajo debido a la anemia que también me afectaba.

Yo no dormía, no deseaba comer; me causaba disgusto que cada cuatro días las enfermeras cambiaran las agujas fijas o líneas de acceso a mis venas; me resistía interiormente a que constantemente se me suministraran antibióticos, fluidos, inyecciones y pastillas; y como si esto fuera poco, prácticamente no dormía. Me afectaba el insomnio. Para empeorar la situación, cuando lograba conciliar el sueño, me despertaban las enfermeras al llegar a sacarme muestras de sangre. Finalmente, lograba conciliar nuevamente el sueño a las cuatro o cinco de la madrugada, pero solo por unas cuantas horas; era despertado nuevamente por la visita de otras enfermeras e iniciaba mi faena diaria de enfermo desesperado junto a doctores y enfermeras… la nueva rutina de mi vida.

El Factor Económico

Nunca tuve preocupación económica aunque era una realidad insoslayable. Como productor de radio, pude hacer las coordinaciones necesarias para cumplir con mis compromisos profesionales.

En este período, sumada a las cuentas de los gastos cotidianos que he mencionado, la cuenta del hospital crecía exponencialmente. Cada vez que ingresaba al hospital vía emergencia, era internado y recibía tratamiento, esa cuenta crecía, y yo no podía hacer absolutamente nada para evitarlo. No era yo quien decidía a que exámenes se me sometería, ni que tratamiento era el necesario para mantenerme con vida. Como sucede a todo paciente de alto riesgo, el tipo de intervención médica dependía del sistema hospitalario, de las decisiones del grupo médico responsable de mi caso.

Como persona responsable por sus deudas, desde mi primera visita al hospital me dediqué a buscar recursos para poder cubrir los gastos hospitalarios, bien a través de un seguro privado, o a través de un seguro de salud asistencial del Estado. En este proceso contacté al departamento de servicios sociales del hospital. Con la ayuda de este departamento e investigando por mi cuenta obtuve información y comencé a tomar conciencia de las complejidades del Sistema de Seguridad Social norteamericano, un sistema que ofrece oportunidades inimaginables para personas de recursos limitados. El sistema solo requiere que el paciente demuestre la necesidad de los servicios y la imposibilidad para pagar estos servicios con recursos propios.

Es entonces cuando tomé conciencia de mi lucha. La lucha por la vida es la lucha contra tres grandes molinos de viento: la Salud, los ingresos económicos, y el seguro médico. Mi estado de salud empeoraba cada día; necesitaba mantener ingresos a través del ejercicio de mi profesión como productor radial, y finalmente, necesitaba obtener un seguro para poder cubrir los costos médicos.

Cronología Primera Estadía; Hospital Holy Cross

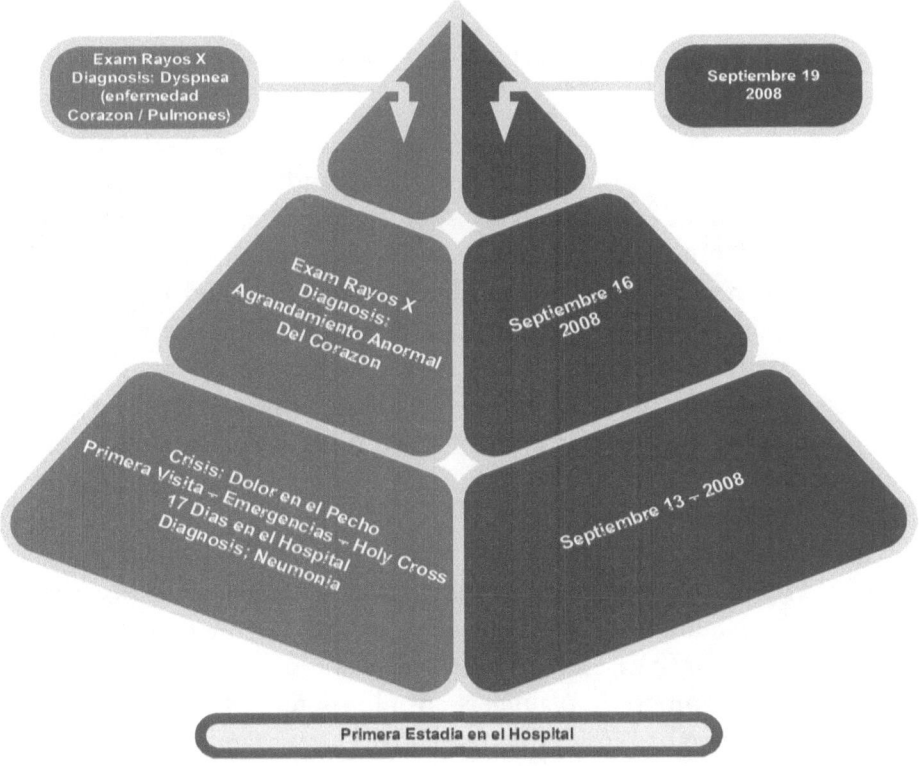

CAPÍTULO 2

El Impacto del Primer Diagnóstico

Durante esta primera estadía en el hospital aprendí mucho acerca del mal que padecía. Aprendí que la diagnosis, de un paciente, los procedimientos y los tratamientos son guiados por protocolos pre-establecidos. En mi caso, los médicos rápidamente determinan que tengo un caso grave de Neumonía. Vienen las medicinas, y exámenes diarios, pero como un presagio de la lucha para sobrevivir que me espera, mi cuerpo no responde. Los médicos notan que mi estado de salud decaía día a día. La incógnita: ¿Que causaba mi empeoramiento? ¿Por qué no respondía al tratamiento?

La neumonía fue tan persistente, que estuve 17 días interno en el hospital Holy Cross, recibiendo innumerables exámenes y dosis masivas de medicinas. Solo me dieron de alta cuando los médicos concluyen por fin la neumonía ya estaba controlada debido a que constataron un aumento en el número de plaquetas en mi sangre. Era de esperar que la mejoría que mostraban los exámenes se manifestara también en cómo me sentía.

En el hospital, a pesar de contar con la atención de médicos y enfermeras y de recibir medicamentos para paliar los síntomas, me mantenía sin dormir, con nausea constante, corto de respiración y con un dolor permanente y agudo en el pecho. Esperaba que todo cambiara. Dormiría como un bebé, descansaría, volvería a mi vida activa, por fin toda esta pesadilla terminaría.

Al llegar a casa, todos esos síntomas empeoraron rápidamente. No dormí, ni descansé pues tuve que ser hospitalizado nuevamente a pocas horas, el mismo día en que fui dado de alta.

Volví al hospital vía emergencia. Recuerden que solo si llegas muriendo al hospital te atienden en seguida; de lo contrario tienes que esperar tu turno porque las salas de emergencia siempre están abarrotadas de pacientes, muchos al igual que yo en aquellos momentos, no tienen seguro de salud. En esta ocasión, experimenté por primera vez recibir oxígeno. Con el respirador de oxígeno en la nariz y dos líneas de suero intravenosas, me sentí atado a tubos que al mismo tiempo que me conectaban a la vida, limitaban mis movimientos y me provocaban pavor.

En ese entonces yo todavía era un creyente acérrimo en la 'Casualidad'. En este segundo internamiento y por casualidad, mi caso pasó a manos del médico de turno, el doctor Eric Lieberman, Director del Departamento de Cardiología del Hospital Holy Cross. Bajo su guía, los análisis y pruebas que me realizan se concentran en mi sistema respiratorio. El Dr. Lieberman demostró un marcado interés en mi caso. Me visitaba a diario y me trató con gran dedicación profesional y con una sensibilidad tal que al verlo sentía que me transmitía el amor universal que debe unir a todos los seres humanos.

Yo era un paciente más, yo era uno de los más de 50 mil pacientes que fueron atendidos en la Sala de Emergencias del Hospital Holy Cross en el 2008. Como sucede a todo paciente, mis pensamientos estaban relacionados a la necesidad de saber que enfermedad me aquejaba, y que podían hacer los médicos para solucionar mi problema de salud. Por esa razón, mi relación con el personal clínico en general, y sobre todo con el Dr. Lieberman, estaba matizada por la necesidad de mantener una comunicación fluida y de gran confianza. Sostenía mis conversaciones con el Dr. Lieberman en inglés a pesar de que mi conocimiento de la terminología médica en este idioma era limitado. Sin embargo, gracias a su capacidad para transmitirme su interés en lo que me ocurre, y por su marcada dedicación profesional, y por su compromiso con la vida, este médico logró mantener un puente de comunicación abierto en el que yo recibía tanto información de los últimos avances de la ciencia médica, como estímulo para seguir luchando por mi salud.

Mi segunda hospitalización en el Hospital Holy Cross se prolongó 26 días. Al estabilizarse la condición creada por la neumonía, mi corazón se convirtió en el centro de atención de los especialistas.

Las exámenes para determinar el estado de mi corazón se volvieron normales para mí, me tomaron electrocardiogramas, me conectaron a equipos para medir la fuerza del corazón, me examinaron la capacidad pulmonar; ingresé a salas habilitadas con "túneles" de resonancia para exámenes profundos de mi cuerpo, sometiéndome a escenas que me parecían de ciencia ficción, y cuyos nombres olvidaba rápidamente debido a mi estado de confusión y angustia, al estar en ambientes extraños para mí, donde yo era un objeto de investigación.

Los exámenes demostraron que mi corazón estaba causando problemas. Buscando mejorar el funcionamiento de mi corazón, los especialistas me trataron con medicamentos para problemas cardíacos, pero no mejoraban el dolor que sentía en mi pecho. Era un dolor tan fuerte que me impedía dormir. El dolor a veces cedía después de que se me inyectaba morfina y se me suministraba OxyContin.

No me abandonaba la esperanza de que los médicos lograran diagnosticar acertadamente mi enfermedad y de que encontrarían un tratamiento que me restablecería la salud.

El centro de mi vida en el hospital eran los médicos y las enfermeras; eran ellos quienes cuidaban de mí y hacían posible que resistiera esta incertidumbre de no saber que tenía, ni si había posibilidad de cura para mi enfermedad. Recibía la visita de familiares y amigos, así como de personas que por curiosidad, recordándome como figura pública en el medio hispano por mis programas radiales y mi trabajo de servicio a la comunidad, se interesaban en conocer mi estado de salud. Cuando las visitas se marchaban, quedaba solo, reconcentrado en las sensaciones físicas dolorosas y los pensamientos pesarosos que solo me abandonaban cuando los médicos y enfermeras se acercaban y me decían con su sola presencia: "No estás solo. La ciencia médica puede hacer mucho por ti". En lo más profundo de mí ser sentía que por ellos, Dios me enviaba su mensaje de esperanza.

Tras este segundo internamiento, fui nuevamente dado de alta. Y ese mismo día me vi obligado a regresar al hospital. El dolor fue tan intenso que en lugar de llamar a personas amigas para que me llevaran al hospital, esta vez llamé al teléfono de emergencia 911. Los paramédicos me encontraron en un estado crítico: con nausea, vómito y diarrea incontrolables, y sufriendo un dolor inaguantable.

Mi traslado al hospital en ambulancia fue otra experiencia nueva en mi vida. A pesar de la fuerte impresión y del dolor que me embargaba, hubo dos cosas que me impactaron positivamente; lo primero fue el profesionalismo de los paramédicos y su instantánea respuesta a una emergencia, pues aún en mi estado crítico, sentí que llegaron en muy pocos minutos. Lo segundo fue descubrir dentro de mi gravedad que llamar al 911 es una forma "VIP" o especial de ser ingresado en un centro hospitalario: Al llegar al hospital no hubo preguntas, sino que de mano de los paramédicos obtuve ingreso inmediato, y así inicié mi tercer internamiento en el Hospital Holy Cross.

En esta tercera hospitalización se repitió el protocolo conocido: morfina en la noche, prescripción de OxyContin, exámenes de sangre, inapetencia total…y un dolor constante, creciente y cada vez más insoportable en mi pecho.

Yo llamo a esta tercera hospitalización la de la rebeldía. Mi malestar, frustración e incertidumbre eran tan grandes que rechazaba los alimentos, y lo peor, llegaba hasta rechazar la atención de las enfermeras, esas esforzadas profesionales que estudian para servir, que dan amor porque llevan esa semilla germinando en el centro de su ser. La tercera hospitalización el Hospital Hoy Cross duró siete días, durante los cuales nada cambió. A pesar de esto, fui dado de alta y logré permanecer en casa cuatro días, pero nuevamente mi condición empeoró y me vi obligado a regresar al hospital en ambulancia.

Comienza entonces la cuarta hospitalización en menos de dos meses. Por fin, recibo augurios diferentes. Los médicos ya habían analizado los resultados de los exámenes del corazón. El Dr. Lieberman me da una diagnosis definitiva: "Congestive Heart Failure". Es un diagnóstico que no me ofrece ninguna luz, simplemente, no entiendo el significado. Son palabras en inglés que trato de ir traduciendo, o mejor dicho, descifrando una a una: "Congestive" ¿será "congestión"? "Heart", eso es "corazón". "Failure"… eso es "falla", entonces, ¿será esto? – pienso- ¿será que tengo una falla congestiva de mi corazón? ¿Una falla cardíaca? El impacto es tan fuerte que me siento mareado. El Dr. Lieberman se concentra en las explicaciones médicas, y gracias a su aplomo profesional, me llena de tranquilidad.

CAPÍTULO 3

La Falla Cardíaca: Un Corazón que Muere

El diagnóstico de Falla Cardíaca me causó una gran impresión. Al fin los médicos se dieron cuenta porqué tenía neumonía, porqué mi cuerpo se hinchaba, porqué los líquidos se acumulaban peligrosamente haciendo que mi cuerpo se hinchara. La causa: mi corazón solo funcionaba a un 20 por ciento de su capacidad normal.

Buscando información sobre mi caso, me enteré que "Falla Cardíaca" se define como una situación en la cual el corazón no bombea de manera eficiente de tal forma que es incapaz de circular suficiente sangre para cubrir la necesidad del cuerpo. La falla del bombeo de sangre puede causar que la sangre (que regresa al corazón por las venas) se estanque indebidamente en las venas causando acumulación de líquido en los tejidos y en los pulmones. La falla del corazón causada por acumulación de líquido se denomina "insuficiencia cardíaca congestiva."[4]

La falla del corazón se trata de acuerdo con su causa y puede incluir cirugía de derivación coronaria, remplazo de la válvula, y/o trasplante de corazón.

---

[4] Las causas más comunes de Falla del Corazón son Enfermedad Arterial Coronaria, es decir estrechamiento de las arterias debido a la acumulación de placa; Cardiomiopatía, que es una enfermedad del músculo cardíaco que causa que el corazón pierda su eficiencia de bombeo; Presión arterial alta, y/o Enfermedades de la válvulas cardíacas.

En mi caso, la intervención recomendada es la implantación de un "Desfibrilador Automático Implantable" o como es conocido en inglés "Implantable Cardio Verter/Defibrillator" (CRT-D).

Las explicaciones del doctor Lieberman fueron muy básicas, y evidentemente él trató de minimizar el impacto que podrían tener en mí la nueva información. El doctor me explicó que gracias a los avances en la ciencia médica, existía un artefacto electrónico, que se conecta al corazón y que le puede ayudar a su funcionamiento; que yo necesitaba ese aparato porque mi corazón no era capaz de realizar sus funciones por sí mismo. ¿De qué se trata? -le pregunté. Me explicó que el aparato se conoce como CRT-D y que es un desfibrilador combinado con un marcapasos. Es un aparato del tamaño de un teléfono celular que se conectaría a mi corazón. La función del "CRT-D" es dar descargas eléctricas al corazón para mantenerlo activo. El doctor me explica que mi corazón se moría, que mi corazón ya no tenía fuerzas para trabajar, que necesitaba las corrientes eléctricas que me suministraría el desfibrilador y que para instalarlo tendrían que abrirme el pecho e insertar allí una aparato, el CRT-D que he mencionado.

No sé cómo logré superar el primer fuerte impacto de conocer la gravedad de mi enfermedad; era el final de la búsqueda de la causa de mis padecimientos, pero al mismo tiempo, era el inicio de un largo recorrido y mis expectativas de vida eran sin duda muy limitadas.

Como si estuviera leyendo mi mente, el doctor Lieberman pareció conocer mis pensamientos y emociones y empezó a hablarme muy profesionalmente de los detalles de la cirugía como una forma de hacerme reaccionar positivamente haciéndome pensar en las posibilidades de recuperación. Me dio detalles de la operación, pero lo más importante para mí, lo que mayor tranquilidad me dio, fue saber que la cirugía estaría a cargo de un cirujano cardiólogo experimentado, el doctor Michael A. Lincoln, quien había instalado los primeros marcapasos en la zona de Washington, D.C..

CAPÍTULO 4

Implantación del CRT-D

Después de completar todos los exámenes previos a la cirugía, el equipo médico estableció la fecha de la intervención -20 de marzo del 2009-, para la implantación del aparato Cardíaco de Re-sincronización Terapéutica y de Desfibrilación (o CRT-D).

La idea de ser sometido al implante de un equipo artificial que en adelante ejercería las funciones de mi corazón me llenaba de gran inquietud. El aparato Cardíaco de Re-sincronización Terapéutica y de Desfibrilación (o CRT-D)[5]– es conocido también como Desfibrilador Cardioversión Implantable (DCI)[6].

Al ingresar al quirófano para la cirugía fui informado de que si todo salía bien, sería dado de alta ese mismo día. ¡Que extraordinario – pensé - me abren el corazón y me envían a la casa en menos de 24 horas!

---

[5] http://www.medtronic.com/for-healthcare-professionals/products-therapies/cardiac-rhythm/cardiac-resynchronization-therapy-devices/consulta-cardiac-resynchronization-therapy-defibrillator-crt-d/

[6] Aparato automático e inalámbrico compuesto de un desfibrilador que se accionaría cuando mi función cardíaca disminuyera significativamente. Aunque el CRT-D además del desfibrilador incluía un marcapasos, éste no era necesario ya que no necesitaba que se me regulase el ritmo de la función cardíaca

Me sometieron a la operación bajo los efectos de anestesia general. La operación duró aproximadamente dos horas. Al despertar me mantuvieron en observación varias horas, y luego, fui enviado a casa con la indicación de regresar al día siguiente.

El siguiente día me someten a una revisión, y después de varios exámenes, comprueban que la operación ha sido un éxito. Cuando me explican los cuidados que debo seguir en adelante, dos cosas llaman mi atención de manera especial. La primera cosa es que permanentemente debo llevar conmigo la tarjeta de Identificación de Portador de Dispositivo Médico o "Medical Device Identification" que en caso de una emergencia informará a los médicos la fecha, serie y modelo del implante. La segunda cosa que llama mi atención es que una actividad tan necesaria y corriente en la vida diaria como lo es el baño requerirá de cuidados especiales durante un tiempo, entre ellos cubrir la zona operada con un cobertor especial.

Yo había escuchado tantas historias sobre personas sometidas a este y otros procedimientos de implantación, que tenía la idea de que el proceso de recuperación era lento y molesto. En mi caso, debido a lo mal que me sentía antes, a la fuerza de la actitud, y sobre todo de la Fe, sentí que el procedimiento de implantación era el primer paso de un largo y difícil camino que empezaba: el trayecto hacia la recuperación de mi salud. Pero este implante era una solución temporal.

El implante, no solucionaba mi problema, era un paso intermedio, un mecanismo para mantenerme vivo. Mi diagnóstico de Fallo Cardíaco permanecía inalterable, pero como señalé anteriormente, yo me mantenía fortalecido por mi fe y porque en mi condición de 15 años como enfermo diabético estaba consciente de la gran importancia del manejo responsable de las enfermedades. Yo había experimentado en carne propia la importancia de dos comportamientos imprescindibles para la recuperación de un paciente. Uno, es preocuparse por conocer las razones de la enfermedad, y lo otro es seguir el tratamiento establecido por los médicos.

Con respecto a la enfermedad cardíaca, traté de seguir el mismo comportamiento. Tratando de conocer la razón de la enfermedad y en mi búsqueda de información sobre el tema, comprendí que más que la literatura, más que la información que pudiera encontrar en el Internet, y más que los comentarios de personas bien intencionadas, pero sin conocimiento científico, mi mejor fuente de educación eran los médicos y los especialistas en los hospitales.

Gracias a la información obtenida fui capaz de entender que al operarme, los médicos estaban haciendo el mejor esfuerzo para mantener con vida a un paciente en mi condición (cuyo corazón era incapaz de mantenerlo vivo). El aspecto sicológico de comprensión de mi realidad, la necesidad de mantenerme positivo, confiado en Dios y en la Ciencia, y con la seguridad de que podía manejar esta enfermedad de la misma forma que había manejado mi condición de diabético, me ayudaron a permanecer calmado y esperanzado en mi recuperación.

A partir del momento en que me implantan el CRT-D debía mantener consultas semanales con el cardiólogo. Cada cita con este especialista tenía un costo de US$270.00, una suma que me resultaba imposible cubrir. Por fortuna, me facilitan consultas a un costo de $100.00; pero, al ser semanales las visitas, era evidente para mí que no podría mantener ese gasto, ya que sumando a ese costo, los de medicamentos, y otros gastos regulares, mi realidad se hacía muy difícil.

En este período me mantengo buscando ayuda económica para gastos de salud a través del departamento de servicios sociales del hospital. Con el auxilio de una de las trabajadoras sociales de ese departamento, una joven colombiana con un don de gentes extraordinario, logré obtener acceso a un centro de salud en el área de Silver Spring. El Centro de Salud Comunitario del Hospital Holy Cross ofrece servicios para personas de escasos ingresos. Al ser afiliado a un plan de este centro recibí allí las consultas, las pruebas de laboratorio y los medicamentos, todo por un costo de $35.00 mensuales.

En este centro obtuve el cuidado médico necesario durante esta etapa de mi enfermedad, y también, obtuve el amor y la atención desinteresada de un personal de salud –médicos, enfermeras y técnicos de laboratorio– comprometidos con su labor y con la vida. Es una nueva etapa en mi vida, donde comienzo a aprender sobre la relación de dependencia que se establece entre los pacientes y los profesionales que ofrecen cuidados de salud.

El implante ayudaba a mantenerme vivo, pero, como indiqué anteriormente, mi condición de salud seguía igual. El fallo cardiaco persistía, mi corazón continuaba debilitándose, continuaba muriendo lentamente y por lo tanto, el hospital seguía siendo mi refugio ante el dolor de pecho, las náuseas, los vómitos, el insomnio, y toda la incertidumbre emocional que vivía. En el hospital me estabilizaban, me daban somníferos, y potentes drogas para el dolor como OxyContin y morfina.

Cuando mis síntomas eran agudos e insoportables, me veía en la obligación de ingresar al hospital vía emergencia, llamando al 911. Como aún carecía de seguro de salud (y como las salas de emergencia hospitalarias no pueden negar servicio a nadie) ingresar al hospital vía Emergencias era la única forma de obtener los servicios hospitalarios necesarios para sobrevivir. Sin embargo, me sentía muy avergonzado de tener que usar este método y de llegar siempre en ambulancia al hospital. Sabía que solo me recibían si llegaba en ambulancia, y me daba vergüenza tener que hacerlo. Por esa razón, al sufrir una crisis demasiado aguda de dolor, no me sentí capaz de ir al hospital en mi auto. Llame al 911 y cuando los paramédicos llegaron, les pedí que en lugar de llevarme al Hospital Holy Cross, me llevaran al Hospital Suburban. Esa solicitud se me fue concedida.

No lo sospechaba, pero esa decisión espontánea trajo cambios radicales en mi búsqueda de mejoría. Muy pronto, el Hospital Suburban se convirtió en mi salvavidas. El Hospital Suburban prácticamente fue el puente hacia mi salud y sus profesionales fueron el faro que iluminó el camino que me llevaría al destino de la recuperación y la sobrevivencia.

Durante mis visitas al Hospital Suburban, reconozco la importancia del poder de la actitud. En realidad, yo entraba a un camino y no conocía la meta que podría alcanzar cualquier paciente con una condición de salud tan crítica como la mía, sufriendo de una enfermad terminal. No debemos olvidar jamás que la fe comienza en uno, la actitud comienza en uno, independiente de cualquier pensamiento. Sostengo la firme creencia de que el límite está en lo profundo del horizonte, y que debajo de este cielo que "Dios nos da como techo", los milagros no son exclusividad de nadie, sino que tenemos que luchar por ellos. En la opulencia, en la salud, en la pobreza, en la enfermedad terminal, los milagros están en la fe y en la creencia de que una actitud positiva es el mejor regalo para conseguir la armonía espiritual: los milagros existen para poner a Dios en nuestros corazones.

Las circunstancias personales de cada paciente son indicadoras de cómo éste puede responder en el período de recuperación. Pacientes que disfrutan de seguro médico, que se encuentran en un ambiente familiar sustentador, y que cuentan con recursos financieros que les permiten tomar un tiempo de descanso, pueden tener un proceso de recuperación relajado y rápido. No era este mi caso. Yo carecía de seguro médico, de sustento familiar, y de recursos económicos. Hice lo posible por reducir al mínimo el período de recuperación, y de inmediato traté de llevar una vida "normal": manejar el auto, hacer compras, cocinar mis alimentos, y administrarme yo mismo los medicamentos.

Como producir ingresos era un imperativo para mí, traté sobre todo de recuperar mi ritmo de trabajo. No obstante, mi estado de salud era verdaderamente delicado y el implante con el desfibrilador me obligaba a llevar un estilo de vida que solo puedo definir como "muy particular". Yo estaba vivo, pero no sano. Por mucho que lo quisiera, mi condición física era limitante y debía rendirme ante la evidencia de que ya no era el hombre productivo que fui, que ya las largas jornadas de 18 horas diarias de trabajo eran cosas del pasado, que ese George Rosario era el hombre del pasado, y que este nuevo George Rosario debía medir sus energías para poder prolongar su vida día a día.

En las próximas páginas les contaré mi vida en el Hospital Suburban de Maryland, y cómo se fue creando un epílogo para el comienzo de una nueva vida pletórica de los retos más grandes en la existencia de cualquier ser humano y en su lucha por vivir. Pero el más notorio de estos retos es como se juntan las acciones en el Hospital Holy Cross y el Hospital Suburban, en mi ruta hacia el tratamiento final en el Washington Hospital Center.

CAPÍTULO 5

El Paso del Hospital Holy Cross al Hospital Suburban

En una ocasión, estaba tan desesperado que no podía estar quieto. Sentí que me moría si esperaba la ambulancia. Decidí no llamar al 911, tome mi auto, no paré en ningún semáforo, no sé cómo llegué sin accidentarme, ni supe donde deje el auto. Llegué a por mi cuenta a la Sala de Emergencias. Al ver mi estado, los encargados de recepción decidieron no hacerme el cuestionario de ingreso del que les he hablado. Llaman por el sistema de comunicación e inmediatamente. Los médicos de la Sala de Emergencias vienen por mí a la sala de espera. Me ponen oxígeno, que es el procedimiento a seguir en el caso de una persona agonizando, enferma del corazón, con un marcapaso, y ya casi sin respiración. Como no podía respirar, me dan una dosis extra de nitroglicerina, uno de los medicamentos que ya usaba, y siempre llevaba conmigo.

Se forma el "corre-corre" hasta que me estabilizaron. Luego me colocaron el monitor cardíaco. Este es un instrumento como una cajita que tiene unos cables que se pegan al cuerpo para observar el ritmo cardíaco desde una central. Si se desconecta uno de esos cables de inmediato suena la alarma, igualmente hay una alarma si el ritmo cardíaco cambia.

Permanecí en la Sala de Emergencias mientras me gestionaban una habitación. Para entonces, ya me habían preguntado datos muy básicos que les permitieron acceder a mi record médico de los hospitales previos.

En cuestión de minutos, obtuvieron toda mi información y comienzan a trabajar con mi historial, y evalúan los nuevos síntomas.

En esa ocasión, en lugar de tener una habitación compartida con otro paciente, por ser un paciente cardíaco fui acomodado por primera vez en una habitación privada, y experimenté la diferencia entre uno y otro tipo de internamiento.

En la unidad de cardiología la supervisión es más intensa. Llegan técnicos de laboratorio a sacarme sangre. Hay más terapistas respiratorios, y más médicos especialistas. Es una unidad donde el paciente puede recibir prácticamente todo procedimiento que la ciencia médica dispone para casos cardíacos. Preservar la vida al paciente es lo más importante en el ambiente hospitalario. Para mí, lo más importante fue la fe en que de allí saldría con mis dolencias resueltas.

Permanecí seis o siete días hospitalizado. Dentro de los parámetros establecidos para establecer la severidad de mi caso dicen que estoy mejor y que debo irme a mi casa. Salí del hospital para regresar a lidiar "con lo duro de la calle", y con lo que hay que hacer para lograr la subsistencia.

Mi diagnóstico estaba bien establecido: Fallo Cardíaco. En ese entonces, mi corazón continuaba perdiendo la capacidad de mantenerme vivo, ahora solo funcionaba a menos del 7%, de la capacidad normal. Este síntoma, con todas las dolencias asociadas es terrible: dolor inmenso en el pecho, nausea constante, vómitos, insomnio, el cuerpo hinchado por todas partes. El grado de hinchazón era tal que los zapatos, ni unos de talla número 16 me servían (mi talla normal es 10), ni los podía aguantar por el dolor en las piernas.

La salud se me deterioraba cada día y de minuto a minuto, y mi único recurso era aferrarme a la fe. La fe, la esperanza y el amor inherente a la vida, eran mi única fuerza frente al esfuerzo extraordinario del diario existir en el que me mantenía desde hacía ya varios meses.

Al mismo tiempo también tenía que luchar para conseguir los recursos económicos de subsistencia en una sociedad como la nuestra. La gente me miraba con diferentes miradas: todos con pena; unos tratando de confortarme con palabras de estímulo, otros con oraciones, y algunos con la impotencia de no poder hacer, ni decir nada. En fin, la lucha era mía, era algo personal. A diferencia del amor de Dios, todo lo demás es ocasional. En mi condición, no solo necesitaba de la fuerza física; lo psicológico era el elemento más importante para no desfallecer. En este momento no había conocido siquiera el 25% del proceso que viviría en la búsqueda de mi salud.

Pocas semanas después de haber sido dado de alta me veo obligado a regresar al Hospital Suburban. Esta vez llamé al 911 y llegué a la Sala de Emergencias en ambulancia, la forma más expedita para lograr que un enfermo grave sea recibido sin demora. Conocer los hospitales donde he estado y la dedicación de sus médicos me tranquilizaba. Tener que regresar al hospital me llenaba de inquietud a pesar de haber sido objeto de tantos exámenes y de tantos procedimientos, y de seguir sintiéndome tan mal, y con mi condición de salud tan deteriorada. Así mismo, me preocupaba también, el obstáculo que parecía insalvable de la limitación para obtener el seguro de salud, y mi necesidad de seguir produciendo para cubrir mis gastos de vida fuera del hospital.

Llegué a un momento de tanta incertidumbre, que tuve que aferrarme a mis convicciones más profundas para tomar la determinación de vivir. En ese momento, me hablo a mí mismo; hablo con la persona afectada – George Rosario- de una manera muy personal. Le digo "George Rosario, prepárate; si quieres vivir, lo que tienes que enfrentar no será fácil. Pero no desmayes. Lucha, solo así vencerás los molinos de viento gigantes que amenazan tu vida".

Estando en el Hospital Suburban, tengo conocimiento de que de una manera sorprendente el doctor Lieberman, el cardiólogo del Hospital Holy Cross quien diagnosticó mi enfermedad cardíaca, era también cardiólogo en el Hospital Suburban. Ante mi estado de salud, mi actitud y mi forma de relacionarme con el personal cambian. El jefe de cardiología de este hospital, Dr. Yuri Deychak, comparte con el Dr. Lieberman información sobre mi condición. El Dr. Lieberman le informa de mi historia médica, y se sorprende que yo esté en otro hospital. Para ambos médicos, el Dr. Lieberman y el Dr. Yuri Deychak, mi caso era un verdadero reto médico.

Créanme señores; mi incertidumbre aumenta. Aunque estaba en las mejores manos, ese pensamiento mío de incertidumbre no encontraba respuesta. Sigo interno, adquiriendo más consciencia sobre lo doloroso e inconsciente de mi salud. Sigo en el mismo cuarto mientras los médicos y especialistas, deliberan qué hacer con mi caso. Fueron 16 días más de internamiento en el Hospital Suburban. Al darme de alta, me fijan una cita para consultar al Dr. Deychak en dos semanas.

En casa, mi estado se deteriora aún más y tengo que llamar al 911 en menos de cinco días; el dolor de pecho, la náusea y la hinchazón del cuerpo, eran inaguantables. Cuando regresé al hospital era un fin de semana. Los médicos de servicio determinaron que mi presión arterial estaba bien; me dieron pastillas para la náusea y medicamentos para eliminar la gran acumulación de líquido en mi cuerpo, producto del mal funcionamiento de mi corazón. En esta ocasión me sentía tan mal, que jamás sentí tanta necesidad que me dejaran internado. No fue así... de la misma Sala de Emergencias, me mandaron de vuelta para la casa. Los médicos parecían considerar que no me moriría ese día si tomaba mis medicamentos. Este relato puede parecer melodramático para una persona en perfecto estado de salud, sin embargo, la persona que sufre una enfermedad se encuentra especialmente vulnerable. En mi caso, ese sentimiento de vulnerabilidad era mayor debido a la desprotección que sentía.

Es cierto que los hospitales y los médicos me trataban, pero mi entrada al hospital se tenía que realizar vía emergencias debido a mi condición de no-asegurado. Paralelamente, iba acumulando una cuenta por servicios hospitalarios por montos astronómicos e inimaginables. Y no sabía cuándo esto iba a terminar. La situación me obligaba a buscar información sobre los recursos disponibles. Hoy, superados muchos de los obstáculos que en ese momento me afectaban dramáticamente, puedo presentar una recopilación de informaciones que pueden ser de utilidad a los lectores, porque cada uno de nosotros como individuos que pertenecemos a una sociedad tenemos la responsabilidad de estar conscientes de los riesgos de salud a los que podemos estar sometidos, y cómo podríamos enfrentar un problema grave de salud.

Esta es una razón por la que quiero compartir con los lectores mi experiencia con los seguros de salud y su forma de categorizar las condiciones Pre-existentes.

Los Seguros de Salud Privados y la Condición "Pre-existente"

Tengo un amigo venezolano, Wilmer Bucarelo, un hombre de Dios a quien le ha tocado vivir en este mundo, y quien desde el principio de mi quebranto, y aún antes, cuando no me dolía ni la cabeza, demostró su preocupación por mí. Wilmer tenía una agencia de vender seguros, la cual anunciaba en mi programa, pero además de la relación profesional, manteníamos una relación de amistad. Era tal su comunicación conmigo que cuando yo tenía que ir al hospital, él llegaba antes que nadie. Sabía de mis preocupaciones, y veía mi sufrimiento por todos los reveses físicos y mentales ante lo incomprensible de que yo no obtuviera un seguro médico que hiciera más fácil para mí recibir atenciones médicas.

Con mucho interés en ayudarme a superar este problema, Wilmer me propone gestionar un plan con una aseguradora de salud. Inició los trámites y recibió la respuesta de que la cobertura me costaría de 750 a 850 dólares mensuales. Le digo "Vamos por ella. Somete la solicitud" y así lo hicimos, pero no recibí ninguna respuesta. A las pocas semanas, Wilmer me dice que no va a ser fácil conseguir un seguro de salud para mí, porque tengo una condición "Pre-existente". Se trata de algo que no entendía. Le pregunto qué quiere decir y me ofrece explicaciones que fui ampliando después buscando información y con mis conversaciones con el personal de salud y de servicio social del Hospital.

¿Qué es una condición Pre-existente? A un nivel muy básico, una condición Pre-existente es una afección de salud física o mental, incapacidad o enfermedad que usted presenta antes de inscribirse en un plan de salud. Imagino lo que está pensando: ¿podría ser entonces cualquier afección?

No existe una sola definición de una condición Pre-existente. Los emisores de seguro médico y las empresas utilizan definiciones diferentes de acuerdo con el plan de salud que ofrecen. Dependiendo de la condición pre-existente de quien esté solicitando seguro de salud, las regulaciones permiten que la aseguradora cobre una prima más elevada que la que cobran al resto de asegurados, o que se niegue cobertura "por condición pre-existente"[7] o cobrar una prima más elevada.

Algunos planes consideran que el acné, el asma o la hipertensión corresponden a una condición Pre-existente. Otros limitan su definición

---

[7] Comenzando en Enero 1, 2014, por regulación del gobierno federal (Obamacare), las empresas aseguradoras de salud, no podrán negar cobertura por condiciones pre-existentes.

de condición Pre-existente a cáncer o diabetes. En determinadas ocasiones puede ocurrir que el paciente se haya recuperado de alguna condición, como ataques de depresión, pero aun así esto no le favorecerá. Mientras que algunos estados limitan el tiempo pasado sobre el cual un asegurador puede buscar condiciones Pre-existentes, otros estados no lo limitan. Así que en ciertos estados, si una persona tuvo asma diez años antes de solicitar seguro de salud, la empresa aseguradora puede negar cobertura.

Las compañías de seguros privadas pueden rechazar solicitud de cobertura médica debido a una condición Pre-existente, o acordar ofrecerle una póliza, pero excluir los beneficios de cobertura asociados con ciertas condiciones Pre-existentes. O la compañía de seguro puede cobrarle más debido a una condición Pre-existente. Lo que significa esto es que si usted padece una condición Pre-existente, puede que se le niegue la cobertura, o que se la ofrezcan a un costo tan alto que la persona no pueda pagarla.

CAPÍTULO 6

Cateterización, Implante del Stent

De regreso en casa, me siento lleno de frustración, tal vez; pero el dolor y la incomodidad me agobiaban. Prácticamente me sentía desahuciado por el hospital. Nadie podía ofrecerme un alivio al mal que me aquejaba. A mi entender todos los recursos de la medicina me habían sido aplicados. No estaba equivocado. Pero ¿qué? ¿Debía esperar la muerte con el diagnóstico que ya tenía? Esta era la gran interrogante que vivía conmigo. Sin embargo, la actitud que fortalecía mi fe nunca me abandonó.

Esperé los días que faltaban para la cita fijada con el cardiólogo para dos semanas después de haber sido dado de alta en el hospital. Créanme que en ese trayecto de la lucha, aprendí un poco a convivir con el dolor y los síntomas groseros de un Fallo Cardíaco avanzado. Sinceramente, hasta ese momento no permití a nadie la entrada a mi espíritu. Es probable que aquellas personas con quienes tenía contacto sintieran más la pena, por aquello de que la compasión es característica del sentimiento humano. Yo por el contrario, no sentía pena en mi alma. Todo lo opuesto. La fortaleza se hizo mi escudo protector. Pero el dolor físico sí que era desesperante. Tuve que volver al hospital antes de las dos semanas.

Para mi nuevo ingreso seguí los mismos pasos que también seguiría en adelante: llamaba al 911 y en la mayor parte de los casos llegaba no solo la ambulancia, sino también un camión de bomberos. Los vehículos llegaban a mi casa con las sirenas ululando a todo dar. Era algo que pasaba con tanta frecuencia que los vecinos hasta se estaban acostumbrando. Hubo uno que jocosamente me llegó a decir "Te llevaban 'Como puerco roba'o'".

En una de esas ocasiones llegué a la sala de emergencias y me atienden de inmediato. Volvía a estar afectado de neumonía; nuevamente aparecía la neumonía para complicar la situación. Mi sistema inmunológico también continuaba deteriorándose.

Al admitirme, me informan que se me realizaría otro procedimiento quirúrgico. Una biopsia cardíaca. ¡Qué sé yo lo que significa eso! Me explican que es un procedimiento que consiste en introducir una sonda larga desde la pelvis, que va por la vena central del cuerpo hasta el corazón. Es un procedimiento de estudio para determinar las condiciones del corazón y proceder a instalarme una especie de Arteria Metálica para facilitar la circulación, hasta el corazón.

Así me enteré de que la biopsia del miocardio es la extracción de una muestra del tejido del corazón y se realiza durante un cateterismo cardíaco o un procedimiento similar. El procedimiento se efectúa en una sala de radiología, en el quirófano, o en el laboratorio de diagnósticos cardíacos del hospital. El paciente puede recibir un sedante antes del procedimiento para ayudarle a relajarse, pero permanecerá despierto y en capacidad de seguir instrucciones durante el examen. El procedimiento puede durar una o más horas.

De acuerdo con el informe, el médico procede de la manera siguiente:

- ✓ Limpia la piel y aplica un anestésico
- ✓ Hace una incisión quirúrgica en el brazo, el cuello o la ingle
- ✓ Inserta una sonda delgada (catéter) a través de una vena o arteria, dependiendo de si el tejido se va a tomar del lado izquierdo o derecho del corazón. Si la biopsia se realiza sin otro procedimiento, el catéter generalmente se coloca a través de una vena en el cuello y luego se lleva cuidadosamente hasta el corazón
- ✓ Emplea imágenes de Rayos X movimiento (fluoroscopía) para guiar el catéter hasta el área correcta.

Una vez que el catéter está en posición, se utiliza un dispositivo especial con pinzas en la punta para extraer pequeños trozos de tejido del músculo cardíaco.

La instalación de un Bypass, o mejor dicho, la implantación de venas de mi mismo cuerpo para remplazar las que estaban obstruidas no era una alternativa para mejorar el funcionamiento de mi "Pobre Corazón".

Aquí entra un nuevo elemento. Debo aprender todos esos nuevos términos médicos, y saber cuál será la función de los nuevos procedimientos a que voy a ser sometido. Tengo que familiarizarme con términos como "Biopsia", "Bypass", "Stent", y sobre todo con la palabra muy hospitalaria "procedures". Ya todo era "procedure" o su traducción al español, procedimiento. ¿Qué puedo decir? Acepto. Pero aceptar significaba el involucramiento total, y aprender los procedimientos en inglés. Es decir que el hospital se convertiría en mi universidad y mi quebranto se convertiría en una nueva carrera profesional que aprendería, junto al dolor y a la esperanza.

A los doctores Deychak y Lieberman se suma otra persona que con su trato hacia mí como paciente del corazón con muchas circunstancias forma parte de un grupo de gente profesional que conoció la realidad en que yo vivía. Esta persona es una enfermera con especialidad en enfermedades coronarias. Su nombre: Peggy Iraola. ¡Cuánta belleza, y calidad de gente! No puedo soslayar la actuación profesional y humana de otros. Es que apenas empezaba a comprender mi relación con ese mundo donde el dolor me había llevado y a descubrir tanta gente que va a colegios y universidades a estudiar para servir a otros en los momentos mayor necesidad, y para brindar amor y apoyo.

Me implantan el Stent. Ese procedimiento fue aparentemente tan sencillo, que no entendía que pudieran instalarlo sin hacer una incisión mayor. Sólo fue una punzada tan pequeña que la cicatriz apenas se veía. Lo contrario de un -Bypass-, en el que te sacan venas mayormente de tus piernas, para remplazar las de tu corazón. Es decir que con esta, ya había sido sometido a dos cirugías. Ya tenía un desfibrilador-marcapasos, y una vena plástica. Mas el uso de todo los medicamentos que al momento había disponible para el Fallo Cardíaco. Los síntomas, y mi estado no mejoraban, pero estaban usando todos los recursos disponibles para mantenerme vivo.

Hay una persona que antes de todo esto se encargaba de regalarme todas las medicinas que necesitaba para la Diabetes y los problemas de la presión arterial que ya tenía, y que estaban asociados a esta condición. El Dr. David Velázquez, un joven médico salvadoreño que conocí, mientras trabajaba en la radio en la ciudad de Cleveland, Ohio. El Dr. Velásquez es uno de esos seres que nacen con una vocación definida. En su caso, su vocación es la salud y la vida. Él trabajaba en uno de los hospitales más importantes en la ciudad. Me cuidaba y me cuida. Es otra historia. Pero gracias a Dios por existir gente como el Dr. Velázquez. Siempre a mi lado espiritualmente, así la distancia geográfica sea de cientos de millas. El Dr. Velázquez siempre se hace presente en todo el camino. Mi relato, contiene de todo. No es para llorar, ni sentir pena.

Después de estos dos importantes procedimientos, aún no tengo seguro de salud. Primero, porque mi diagnóstico era de una condición Pre-existente, es decir que ya estaba enfermo, y tratar mi condición costaba mucho dinero. No podemos olvidar que los seguros de salud los venden a personas sanas. Como señalé anteriormente, si la persona dice que está enferma, aun con algo tan común y tratable como la diabetes, es muy posible que ya no califique para un seguro médico. Segundo, no tengo seguro de salud porque tampoco calificaba en esos momentos para el Medicaid o seguro estatal para personas de escasos recursos, o Medicare para personas en edad de retiro.

CAPITULO 7

Navegando el Sistema de Salud

Mi lucha contra el Sistema entró en una fase muy preocupante. Contando ya con una serie de procedimientos como el diagnóstico de Fallo Cardíaco, el implante de un desfibrilador-marcapasos (un instrumento del tamaño de un teléfono celular conectado a mi corazón), la implantación de un stent, o vena artificial, y además decenas de hospitalizaciones, el mal seguía empeorando. Paralelamente, mi condición de diabético se mantenía. Recibía cuidado para el Fallo Cardíaco y la diabetes en la Clínica de Salud Comunitaria del Hospital Holy Cross.

El lector se preguntará ¿Qué pasará?, ¿Para qué seguir adelante por todo ese camino tan incierto e insólito? ¿Cuál será el próximo paso? Para mí y los míos estas eran preguntas constantes. ¿Y las respuestas? Ninguna. ¡No sabíamos nada! Solo Dios tenía respuestas para todas nuestras preguntas.

En el Hospital Suburban, coinciden el doctor Yuri Deychak, mi primer cardiólogo quien me dio el diagnóstico y me puso el marcapasos, la enfermera que asistía a este doctor, la trabajadora social del Hospital Holy Cross, señora Martin Luque, quien llevaba mi caso frente al gobierno, y mi amigo Wilmer Bucarelo quien todavía buscaba vías para apelar ante los tribunales del estado la decisión negativa de las compañías privadas de seguro. También la trabajadora social del Hospital Suburban se une al esfuerzo para lograr una solución al problema de seguro.

Recibí un gran apoyo de todas estas personas involucradas en el proceso. Sin embargo, su apoyo aún no era suficiente. Yo había llenado y depositado una serie de formularios de aplicación para la obtención de un seguro médico, y las trabajadoras sociales le daban seguimiento al caso en las diferentes dependencias estatales.

Estando a la espera de una respuesta positiva regresé al hospital en condición grave. Soy admitido e internado durante varios días. Justamente el día en que me van a dar de alta, el Dr. Deychak me entregó unos documentos con un certificado médico que yo no había solicitado, pero que fueron determinantes para la resolución de la problemática del seguro de salud. Esos documentos contenían la respuesta a la principal necesidad y eran la clave para poder avanzar en el proceso. El doctor Deychak entendía que yo debía deshabilitarme o incapacitarme como trabajador para dedicarme al reto de vivir, si no lo hacía, debía dejarme morir por no contar con las herramientas que me mantendrían con vida.

Junto al certificado médico que avalaba mi incapacidad laboral para recibir beneficios de asistencia médica, y del seguro social, el doctor Deychak también me entregó una copia del mismo documento con una carta membretada del hospital donde me decía que en ese hospital no era mucho más lo que se podía hacer con mi condición. En la carta el doctor sugería que llamara al "Washington Hospital Center". Me dio el número de teléfono y el nombre de un doctor al que debía llamar. Me explica que mi única posibilidad de vida era que en el Washington Hospital Center me pusieran en una lista de espera para recibir un trasplante de corazón.

Esta era la realidad que me esperaba: Primero, que las trabajadoras sociales presentaran la documentación ante el Medicaid. Luego, esperar a que un panel administrativo revisara mi caso y determinara mi elegibilidad para recibir asistencia médica. A pesar de que todo esto era nuevo para mí, yo hacía absolutamente solo todas las gestiones. Yo contaba con la ayuda del amigo Wilmer, pero él era especialista en seguros privados, no del Estado. Wilmer me llenaba las aplicaciones y me las enseñaba, para luego dárselas a las trabajadoras sociales. Ellas con mucho amor trabajaban en mi caso, especialmente la dama Latina doña Martín Luque.

El paquete de documentos fue sometido al Estado, y mi única opción era esperar la decisión del panel evaluador. Mientras tanto, al mismo tiempo me comunicaba con el departamento de trasplantes de corazón y medicina mecánica, del Washington Hospital Center.

Cada vez que llamaba al Washington Hospital Center, como no eran llamadas de emergencia, tenía que responder a una serie de preguntas. Lo primero que me preguntaban era ¿Cuál es su seguro médico? Les decía que estaba en proceso. Pero la secretaria me contestaba que cuando lo tuviera volviera a llamar. Me explicaba que para poder procesar mi caso era esencial contar con un seguro de salud.

Mi condición de salud seguía tornándose más difícil cada día. Aun así, mi fe y mi actitud positiva, crecían. Al mismo tiempo recibía atención en la clínica comunitaria y allí desarrollé una bonita relación con las secretarias, enfermeras y doctores. Les comenté sobre mi situación, pero ellos veían muy remota la solución de mi problema, incluso veían difícil que pudiera conseguir el seguro del gobierno.

La compasión del amor los cubre. Este personal de la clínica comunitaria me dio mucho apoyo médico y psicológico; aun con ese apoyo, por lo menos cada dos semanas tuve que visitar la sala de emergencias de uno de los hospitales grandes en busca de sus atenciones de urgencias.

Aproximadamente al mes o al mes y medio de haber presentado la documentación solicitando el Medicaid, me contestaron del Departamento de Salud por medio de una carta. Me decían que me negaban el seguro médico porque las planillas de ingreso referentes a mi declaración de Seguro Social que sometí indicaban que yo producía unos 14 mil dólares anuales, y esa cantidad era muy alta... ¡14 mil dólares eran demasiado dinero!

Hablé con el amigo Wilmer y con los doctores en busca de una explicación. Sin embargo, no tenían explicación que ofrecerme porque ya mi caso estaba en manos del Estado. Llamé al Departamento de Servicios Sociales y me informaron que en los próximos siete días recibiría otra carta explicándome los detalles de la decisión. Pero no me dicen los remedios, ni me dan alternativas. Solo me resta esperar y esperar.

Mis amigos, recibí la anunciada carta. En la misma se mantenía la negativa, pero se abre una ventana de posibilidades, las que tomé como una reconsideración muy probable. La carta explicaba que la única forma de que se pudiese aprobar la asistencia médica con la astronómica suma de 14 mil dólares que yo rendía como entrada anual era que tuviera deudas médicas que excedieran los 30 mil dólares. La carta también indica que yo tenía que someter prueba de ello, para reconsiderar el caso.

Comencé a recopilar las facturas médicas de todos los hospitales: Hospital Adventista de la ciudad de Gaithersburg y Hospital Adventista de Takoma Park, por atenciones previas; Hospital Holy Cross donde sólo el implante del desfibrilador-marcapasos alcanzaba una suma superior a los 60 mil dólares. Además, busqué las cuentas pendientes del Hospital Suburban y las cuentas por las atenciones del cardiólogo en su consultorio privado… lo cierto es que en este momento, la deuda acumulada en esos hospitales eran cientos de miles de dólares. Luce como si hubiera sufrido un padecimiento y una lucha de años, pero no es así, porque todo esto ¡ocurre en menos de siete meses! Presento las pruebas requeridas y solicito la reconsideración del caso.

CAPÍTULO 8

Aprobación de la Asistencia Médica; Mi Reacción

Llega la aprobación del seguro médico, dice que es por un periodo de seis meses, pero al recibir la nota de aprobación ya solo faltaban 3 meses para cumplir ese período. Sin embargo, tener un seguro médico, aunque fuese por un día, representaba para mí una diferencia fundamental, y era algo increíble.

Regresé a la Clínica Comunitaria para cumplir una cita. Le informé al Dr. Ronald J. Hong que ya habían aprobado "el Medicaid", y rápidamente grita de alegría compartiendo la extraordinaria noticia con las enfermeras. Yo era el afectado, pero no podía ver el impacto de la buena noticia de la misma forma en que ellos la veían porque la incomprensión todavía me colmaba. No tenía ni la más mínima idea, de lo que estaba por delante. Lo único que entendía, era que no tendría más presión cuando fuera a los hospitales y a mis citas con los doctores.

Muy bien. Ese día, en la clínica comunitaria me atienden como en todas las citas anteriores. Salgo del consultorio y pregunto cuándo tengo que regresar para la próxima cita médica. La respuesta es "No más" porque esa clínica es solo para personas sin seguro médico. Les juro que me puse a llorar delante del Dr. Hong. No imaginaba mi vida sin esas atenciones. Sin embargo, ya las oportunidades de salud se ampliaban.

Del Departamento de Salud me envían dos gigantescos folletos con instrucciones. En el primero podía escoger una compañía administradora de servicios de salud, la que considerara conveniente. Me ofrecían más de cinco opciones; también podía seleccionar un médico primario o de cabecera que administrara mi proceso y lo evaluara. Me ofrecían una lista de más de 200 médicos en la ciudad. El seguro cubría costos farmacéuticos, todas las recetas que necesitara sin importar su valor en dólares. Y como si esto fuera poco, podía ir a los mejores hospitales, y tratarme la enfermedad que fuese - cambiarme el corazón, el hígado, los riñones, los pulmones –pensaba yo- los recursos más avanzados, sin importar su costo, estarían a mi disposición. ¡Que Bendición!

Mientras recibía esta bendición, mi salud decrecía. Los síntomas negativos y la incertidumbre aumentaban, no obstante. ¿Por qué digo no obstante? Porque aun contando con un seguro de esa calidad ya sabía que la única posibilidad de extender mi vida era a través de un trasplante de corazón.

Mi vida funcionaba en este momento gracias a un desfibrilador-marcapasos y a una Arteria Metálica o "stent" y muchos medicamentos para el corazón con su Fallo Cardíaco y los problemas inmunológicos. Todo estaba en las manos de Dios, los doctores y la fortaleza de mi fe y actitud. Era una tarea bastante cuesta arriba.

El Fallo Cardíaco es una enfermedad que algunos han logrado superar, realizando ejercicios diarios, adoptando la disciplina responsable y respetando todas las recomendaciones profesionales. Es decir que cuando una persona, experimente problemas del corazón, lo mejor es alertar a sus doctores a fin de afrontar la condición con extremo cumplimiento. Pero para una persona muy activa, con poco interés en los ejercicios físicos, también es importante conocer el comportamiento de su condición cardiovascular. Siempre hay que seguir las instrucciones. Escuchando el énfasis que los médicos ponen. Nunca he sido una persona sedentaria, pero tampoco con costumbres atléticas. En mis años de juventud, y más allá, hice cosas que muchos hacemos en contra de nuestra salud, pero lo que he aprendido sobre el Fallo Cardíaco es que su origen, no responde a razón determinada.

Seleccioné mi doctora primaria. Ya tenía la farmacia, que siguió siendo la misma que me vendía las recetas cuando no tenía seguro. Me hacían sentir muy bien con sus atenciones. El mismo día que visito la doctora primaria, me evalúa, saca sangre para pruebas de laboratorio, me da cita para dentro de dos semanas.

El lugar que representaba mi esperanza, era el Washington Hospital Center. Me comunico de nuevo con la recepcionista de este hospital para pedirle una cita, y al hacerlo le explico mi condición. Me pregunta si tengo seguro médico. Le digo; ya lo tengo y le doy el nombre de la compañía administradora del seguro y su número de teléfono. Me dice que ellos no trabajaban con esa compañía, y que tengo que cambiarme a una con la que ellos trabajen. No me dan cita, hasta que arregle esta situación.

Llamo al Departamento de Servicios Sociales y les explico que pasa. Eso significa, que mis negocios con el Medicaid no terminan, por lo contrario, comienzan. Bueno, la persona con la que hablo me explica que no hay problema. Solo debo de notificar a la otra administradora que voy a cambiar mi compañía por la de ellos, y ellos se encargan de los cambios.

Sigo sus instrucciones, les doy toda mi información, y la aceptan. Pero tengo que esperar unos días a que se realicen los trámites. A los pocos días recibo la carta de notificación. Finalmente, llamo al Washington Hospital Center y me dan cita para ver al especialista en Fallo Cardíaco, y determinar mi futuro. ¡Qué momento tan inolvidable! Por fin había llegado al lugar indicado. Sin dudas, que recibir mi primera cita, y ser aceptado allí, ya era un triunfo innegable en esta lucha.

Este logro solo hablaba del fruto de la perseverancia en un camino desconocido. Este triunfo hablaba de la fe en la lucha contra gigantes molinos de viento. En ese momento estar en un hospital de trasplante de corazón era cuestión de conversaciones con personas muy informadas y cosa de película. Del cine. Del tabloide. No es que pensara que en alguna parte de mi vida un cambio de corazón pudiera resultar la única alternativa de seguir viviendo. Era un mundo de ficción y desconocimiento. Pero estaba en el camino privilegiado que Dios, la ciencia médica, y el Sistema de la salud me habían dado.

Una nueva etapa, se hacía presente. Unos retos mágicos. Definitivamente, la vida me premiaba, pero también significaba nueva gente, nuevas relaciones o mejor, un nuevo mundo. Son muchas las formas que pudiera usar para nombrar esta nueva situación en mi vida. Pero al fin, tengo alternativas muy esperanzadoras frente a todas mis preguntas: ¿Se corregirá el problema de mi corazón? ¿Se resolverá la falta de respiración? ¿El dolor de pecho? ¿La hinchazón en todo el cuerpo? ¿La náusea, el insomnio? ¿La neumonía constante? Es decir, lo debilitado de mi sistema inmunológico ante la fuerza destructiva de tener "¿Fallo Cardíaco?".

CAPITULO 9

Washington Hospital Center

Mi Primer Día en la Clínica de Corazón Artificial y Trasplantes

En mi lucha física y emocional para sobrevivir, llego al Washington Hospital Center con el diagnóstico "Congestive Heart Failure" o "Fallo Cardíaco Congestivo" y dos cirugías de carácter y nombres que asustan: "Implante de Desfibrilador" e "Implante de una Arteria Metálica" dentro del corazón, o más especificadamente remplazo de una parte de la "arteria coronaria" que estaba obstruida.

En mi primera visita al Centro de Tratamiento de Fallo Cardíaco mi recepción como nuevo paciente fue extraordinaria. Sentí como si estuviera con una nueva familia. Desde el primer momento Elaine May, la primera enfermera que tuve suerte de tener allí, me hizo todas las pruebas para que el Doctor Leslie Miller me evaluara.

Mi padecimiento, mi sufrimiento, y todo lo desconocido de esta lucha por conseguir el alivio, o la curación, todo se juntó para ponerse en manos de la ciencia médica en el único sitio que significaba la esperanza. ¡Qué Bien! Pero sin dudas, Dios organiza sus cosas de tal forma, que su obra sea perfecta, aún para la muerte. Lo cierto es que esa manera de ver las cosas, y la consumación de realidades de carácter milagroso me llevaron al convencimiento total de que sería posible obtener la recuperación.

¡Bueno!, llego al Washington Hospital Center, me sacan sangre, me hacen un electrocardiograma, me ordenan otro procedimiento llamado ecocardiograma. Me mandan a la casa después de haber fijado fecha para la próxima cita que sería alrededor de una semana después.

Mi cuerpo y mi corazón no mejoran al cambiar de hospital. El dolor de pecho, y la falta de respiración me aturden. Los mismos síntomas se mantienen, al tiempo que continúo tomando mis medicinas. Antes de una semana tengo que regresar al hospital debido a la náusea, la hinchazón horrible y los vómitos continuos que me afectan. Seguía tomando medicamentos que ya me resultaban familiares, tales como OxyContin, Nitroglicerina, Morfina, Percocet, y otros remedios para calmar el dolor, pero ninguno surtía efecto. Les digo con sinceridad que las dosis que me daban las toleraba mi organismo, pero eran como un placebo; un ejemplo más fácil, los medicamentos eran como un dulce que le dan a un niño con mucha hambre, para calmarla.

Soy internado y me realizan más pruebas y exámenes. Ahora me informan que ante la seriedad de mis síntomas comenzarán a aplicarse medidas más obvias. Permanezco hospitalizado unos cuatro o cinco días. Hasta este momento, las visitas que hacía eran por los síntomas mencionados, pero el tratamiento consistía mayormente de Laxix, un medicamento para eliminar la enorme hinchazón que se formaba en mi cuerpo causada por la retención de líquidos o fluidos atrapados por efecto del mal funcionamiento del corazón. Este es uno de los efectos principales que produce el –Fallo Cardíaco- la hinchazón, o el término técnico médico "Cardiomiopatía".

Me recetaban también antibióticos debido a la disminución en las defensas del cuerpo que me producía neumonía, y además me recetaban los "painkillers" o medicamentos contra el dolor.

Siendo así las cosas, los médicos deciden que mi condición física indicaba que no debían esperar, y que tenía que hospitalizarme inmediatamente para proceder a la evaluación directa y definitiva para determinar mi elegibilidad a ser candidato a un corazón artificial parcial, o LVAD (Left Ventricular Assist Device). Les digo que no puedo quedarme ese día en el hospital, ya que debía salir a organizar mis cosas, incluyendo poner en orden cuestiones de mi vida diaria. Es normal que en este tipo de situación uno escoja "La salud primero", pero hay que vivir la situación para entender la importancia de organizar mínimamente los compromisos pendientes. De modo que aunque era viernes, al no estar a favor de las recomendaciones médicas, salgo del hospital, resuelvo lo que puedo durante el fin de semana y el lunes siguiente por la tarde me reporto al hospital y soy admitido de inmediato.

En todo momento mi gran consuelo fue la comunicación con los que ofrecían cuidados de salud. Siempre buscaba explicación profesional acerca de mis síntomas, y preguntaba qué debía hacer, preguntaba acerca de los medicamentos, procesos, y acerca de todo aspecto relacionado con mi atención de salud, desde la toma de la temperatura, hasta la intervención más complicada. Amen.

La evaluación inicial de mi caso médico se hizo en la Clínica de Apoyo Cardíaco Avanzado para pacientes ambulatorios del Washington Hospital Center. Esta era la única área del hospital que conocía. Pero, cuando me admiten, soy enviado a otra unidad, la Unidad de Implantación de LVAD o "Corazones Artificiales". Allí se siguen los pasos de siempre: localizar las venas; colocar una línea intravenosa junto a un suero que suministre líquido al cuerpo y también otra línea sustituta. Muchas veces, me colocaban hasta tres sueros diferentes.

De nuevo mi comportamiento ante el desconocimiento del difícil camino que debo continuar, se adueña de mí, sin forma alguna que no fuera rechazar hasta cierto punto el cuidado y amor que se me daba. A veces este era un sentimiento "irracional". Sí. Inexplicablemente así reaccionaba al impacto emocional de la experiencia que vivía. Aunque todo esto no era nuevo para mí, ¿quién se acostumbra a una vivencia semejante?

Me sentía solo en el cuarto, pero hay que recordar que en esa unidad especializada en la que me encontraba las enfermeras, doctores, técnicos, y personal de apoyo nunca se tardaban más de diez minutos ¡si acaso! con un paciente como yo. Recuerdo que ese primer día me extrajeron más de doce tubos de sangre, para realizar diferentes exámenes. El apoyo es grande, mucha gente participa en este proceso.

El comienzo es demasiado intenso. Me refiero al comienzo en el Washington Hospital Center, porque el dolor, ya tenía su origen en septiembre del 2008. Esa tarde y noche no dormí, ni descansé, no porque no quisiera sino por lo intenso del proceso en esta unidad de trasplante.

Llegué temprano en la tarde y todavía a las 12 de la noche no terminaba el proceso de admisión. Le pedí a las enfermeras que me dejaran tranquilo, pero – repito - el amor que muestran por su trabajo te hace entender que no buscan hacerte daño, sino que por el contrario lo que quieren es darte vida, mucha vida.

De forma muy incomprensible, finalmente me proporcionaron medicamentos para el sueño, ¿Pero qué va hacer? ¡Ya a las cinco de la mañana! Como siempre, se inicia la jornada de trabajo, y tú eres el producto de la jornada. ¿Qué tal?

CAPITULO 10

Washington Hospital Center; el Equipo Médico y el Paciente

La preparación para el gran día, el gran momento de la intervención para instalarme un corazón artificial comenzó gradualmente. Fui internado en el Washington Hospital Center en horas de la tarde, y a la mañana siguiente empezó el proceso de preparación para la operación que tendría lugar varios días después.

A eso de las cinco de la mañana, llegó el enfermero encargado de tomar el peso. Menos de cinco minutos después, llegó la persona encargada de tomar la presión arterial y la temperatura. En un caso como el mío, que soy diabético, vino también la persona encargada de tomar la muestra de sangre para la prueba del nivel de azúcar, la cual se hacía cuatro o cinco veces al día,

En un corto período de tiempo, vino el personal de laboratorio para extraer no menos cinco tubos de sangre, por primera vez, al inicio del día. La extracción de la sangre se puede repetir 3 y 4 veces al día de acuerdo a la condición del paciente. Mi condición era la peor para un enfermo en estado consciente. Por otra parte, hay que tomar en consideración que la constante intervención clínica de enfermeras, laboratoristas, etcétera, aumenta cuando al paciente se le administran diversos medicamentos, tanto en sueros, como inyecciones y pastillas.

Finalmente llega el desayuno como a las 8 de la mañana. Parecería que el equipo médico da un respiro- "un break", pero no puede uno tomarlo muy en serio porque a las 9 de la mañana llegan los doctores. Si "los" doctores... porque viene el especialista del corazón acompañado de tres o cuatro médicos más. Uno, dos o tres minutos antes o después viene el encargado de limpieza del cuarto y también el enfermero ayudante. Arreglan la cama, traen todo lo necesario para el aseo del paciente. Es una cosa detrás de la otra.

Todavía no has tocado el desayuno y ya tienes a los médicos auscultándote el corazón por el pecho o la espalda; te toman el pulso y te observan minuciosamente. Al mismo tiempo te hacen mil preguntas, que debes contestar. También te piden que tú preguntes, y ellos te contestan. Como paciente, estás enfermo, muy enfermo. Ellos tienen el compromiso de devolverte la salud. Este es el proceso médico científico muy avanzado a que te someten para un trasplante. Conozco varias personas con hasta tres trasplantes de corazón, también de tres riñones, varios con trasplantes de hígado y otros a quienes les han practicado diversos trasplantes en su vida. Incluso tengo un amigo a quien le fue trasplantado el corazón, el hígado, los pulmones y riñones y lleva más de cinco años viviendo saludable y productivamente.

Al realizarse un trasplante de órganos, lo importante es la compatibilidad entre el órgano que se dona y el cuerpo de la persona que lo reciba. Los factores raciales no son un elemento a considerar ya que hay anglos con órganos de latinos, afroamericanos con órganos de blancos, latinos, blancos y negros con órganos de asiáticos y viceversa.

Esta es la narración de mi experiencia, la cual puede ser muy parecida a la de otros que han sufrido Fallo Cardíaco y lo han superado. Mi caso tal como lo relato es similar, pero al mismo tiempo, tiene aspectos individuales y diferentes al de muchas otras personas con problemas cardíacos, incluyendo a aquellas que han recibido un corazón eléctrico artificial y un trasplante de corazón como solución final a sus problemas cardíacos; también, este es el relato de quienes hemos tenido la bendición de recibir estas atenciones médicas imprescindibles para la recuperación.

El primer día de hospitalización pasa con increíble actividad. Los médicos, los técnicos, las enfermeras, y los asistentes entraban y salían sin cesar. No existió la posibilidad de descansar, o de dormir cinco minutos. La evaluación se intensifica. Los médicos determinan que la función cardíaca se mantiene a menos de un 7 por ciento de su capacidad, y que es improbable que pueda tener una mejoría sin una intervención radical.

El objetivo de los médicos es preparar al paciente, concientizarle y educarle en el hospital acerca de su condición. La condición mía: Fallo Cardiaco, o Congestive Heart Failure. Me asignaron grandes especialistas del corazón - como yo les llamo. Estos grandes especialistas me dedican el tiempo suficiente para enseñarme lo que es mi condición, su tratamiento, los medicamentos, y los procedimientos a usarse.

Cuando tú -como paciente-, y ellos -como doctores- sienten que el paciente comprende, y que el paciente está satisfecho con la enseñanza recibida, entra en acción un nuevo equipo. En mi situación, yo ya era un candidato potencial para ingresar a la lista de espera de un corazón, y a que se me haga un trasplante de corazón. En este hospital estuve en el grupo de los primeros 15 pacientes que recibieron este procedimiento y formé parte del grupo de las primeras personas en el mundo en ser objeto de esta intervención. Me iba a convertir, prácticamente, en uno de los pioneros en el desarrollo de esta tecnología médica avanzada.

El Proceso Educativo para Recibir un Corazón Artificial

A los dos días de estar internado, llega a mi cuarto una joven enfermera y coordinadora a darme clases sobre el dispositivo. En ese momento estaba supremamente cansado y agobiado debido al largo y exhaustivo proceso de admisión, que como ya mencioné, no era fácil.

La joven, muy profesional, agradable, y linda, me dice que regresaría, a la una de la tarde, para comenzar un entrenamiento. ¡Virgen Santísima! —exclamé. Así fue. La enfermera viene puntualmente, me habla e intercambia impresiones conmigo. Yo solo había escuchado sobre trasplantes de corazón en películas y noticias. Pero nunca antes había escuchado sobre implantación de corazones artificiales. Jamás. Todo me parecía pura ficción. Y mucho más fantástico era el hecho de que yo sería considerado para recibir uno. ¡Mi madre! - volví a exclamar. La coordinadora se retiró del cuarto, pero no sin antes informarme que al siguiente día estaría dándome unas clases.

Desde las 5 de la mañana del día siguiente, viví lo mismo que el primer día. Además, se intensificaron las clases de entrenamiento que eran sesiones de una hora, en muchas ocasiones tres veces al día. Las clases las impartían dos coordinadoras, Carolyn y Doreen. Ellas llegaban bien armadas y equipadas para su trabajo.

Mi conocimiento sobre el funcionamiento del cuerpo humano era lo general que cualquier persona con cierto nivel educativo puede conocer. Pero bajo la tutela de las coordinadoras tenía que aprender mucho más acerca del funcionamiento del corazón, sus partes, y conexiones con otros órganos. Este aprendizaje representó para mí un reto nuevo. Les aseguro que los meses pasados desde la primera vez que fui a una sala de emergencia y lo inexplicable de la mezcla de matices del dolor y del desconocimiento, fueron tan difíciles, como fue someterme a este nuevo reto.

Una vez más y cada día debía reforzar mi propia energía. No podía rendirme ni demostrar debilidad de espíritu. A los profesionales del hospital les preocupaba bastante mi comportamiento. Sobre todo mi estado sicológico. Físicamente estaba muy delicado. Enfermo. Entonces, ¿qué esperaban de mí? Pues una alta colaboración y un compromiso sicológico y espiritual. Gracias a Dios, ese compromiso era también lo que llenaba mi mente. Se desarrolla la tolerancia al dolor físico. ¡Cómo no!, pero se desarrolla una capacidad mental extraordinaria. Una capacidad de colaboración sobre todo con los doctores, porque, se trata solo de ti y tú no quieres perder la vida cuando todos los recursos de la ciencia se ponen a tu disposición.

Llega la mañana siguiente y con ella llega Carolyn. Entre nosotros hay mucha conversación sobre el proceso, y mucha muestra de un alto nivel de sicología profesional. Delicadamente, Carolyn me explica los riesgos, beneficios y propósitos del innovador mecanismo de apoyo al corazón. Solo me orientaba sobre el procedimiento en general. Después me explica el equipo pieza a pieza, los modelos disponibles y las características de la cirugía en sí. ¡Espeluznante! ¡George Rosario! ¡Fuerza! Entiende bien lo que conocerás, y ¡adelante!

CAPITULO 11

Corazón Parcial Artificial

El paquete informativo que recibí de las coordinadoras detallaba tres modelos diferentes de equipos para mejorar el funcionamiento del ventrículo izquierdo del corazón.

El Primer Modelo

El primero de estos modelos era un aparato de un tamaño impensable que pudiera ser conectado a tu corazón. Este modelo de metal, pesaba más de 2 libras. Incluía un cable del grosor del dedo pulgar que por supuesto tendría que salir a través de una perforación en mi estómago para nutrirse de energía eléctrica y así producir las rotaciones del motor. A medida que me enseñaban los diferentes modelos, yo rápidamente pensaba: ¿Así voy a vivir?

Con este modelo, el paciente tenía que vivir en el hospital, condenado a permanecer en una cama porque el equipo de apoyo eléctrico era grande y no podía impulsarse por baterías. Amigos: Pensaba si este equipo de tan gran tamaño sería lo único que existía en el mundo para mantenerme vivo hasta que apareciera un donante de corazón. Yo pensaba que a pesar del modelo que fuese "si el período de espera hasta recibir la donación de un corazón era solo un mes, ¡fantástico!", pero también pensaba que si la espera por el donante era de dos años o más, ese mismo tiempo tendría que permanecer hospitalizado.

Los Modelos dos y tres

Con estos modelos la cosa era diferente, en el sentido de que no había necesidad de permanecer hospitalizado. Si la cirugía no tenía complicaciones, el implante se realizaba rápidamente, en poco tiempo te daban de alta y era posible llevar una vida fuera del hospital. Estos dos modelos incluían por supuesto una bomba eléctrica que va adherida al cuerpo y que es imprescindible para mover la sangre a través del cuerpo. Incluían además el cable que sale por la parte del estómago conectada a un Controlador ("controller"), es decir a una computadora programable para la velocidad del motor que impulsa la cantidad de sangre necesaria para los pulmones, el hígado y todo el cuerpo. Esta computadora es el cerebro, el centro del corazón artificial. Este equipo fue mi selección favorita.

Este fue el equipo que escogí para ser implantado. Este equipo cardíaco me salvaría de estar hospitalizado hasta el momento del trasplante. En mi caso, la computadora, el cerebro de mi equipo tendría que mantener el motor trabajando a una velocidad de más de 8 mil 500 revoluciones por minuto y circulando no menos de 5 litros de sangre por minuto a través de mis arterias y venas. Simplemente este dispositivo es algo maravilloso. Se me asegura que el alivio será inmediato. Todas las funciones del organismo son insuficientes para mantenerte vivo cuando los problemas ocurren por la falta de circulación debido a que el corazón no tiene fuerza para enviar la sangre a los órganos vitales. El Fallo Cardíaco produce todo tipo de síntomas, hasta la muerte.

Las coordinadoras continúan las clases, impartiendo información y asegurándose que el alumno aprendiera todas las opciones disponibles. En las condiciones en que el paciente se encuentra la decisión a tomar es entre un modelo u otro. De lo contrario se renuncia a la expectativa que brinda la esperanza del éxito del procedimiento y se llega a la muerte definitiva.

Ante esta disyuntiva tan única que te brinda Dios, los modelos dos y tres poseen una diferencia. ¿Cuál es esa diferencia? Internamente uno es más largo y más grande, y el otro es redondito y mucho más pequeño. Aunque los dos hacen el mismo trabajo, es de esperar que el paciente seleccione el modelo más pequeño y más avanzado. Eso hice yo.

En mi caso, estuve entre los primeros 15 pacientes en el Washington Hospital Center y a nivel nacional, -casi pionero en el uso de la tecnología- a quienes les fue instalado el "Left Ventricular Assist Device". El nombre en inglés de este revolucionario equipo conocido en español como Corazón Artificial.

Partes imprescindibles de este equipo eran las baterías que se transportaban en un maletín si salías de tu casa. Eran cuatro baterías combinadas que sólo tenían carga para trabajar por cuatro horas, es decir que se debía cambiar de baterías cada cuatro horas.

Ya que el corazón eléctrico precisaba de suficiente carga cuando las baterías perdían esta carga, se encendía un bombillo rojo y comenzaba una alarma fuerte de alerta de emergencia.

¡Amigos! A pesar de no estar hospitalizado, el equipo ambulatorio no era tan portátil como podría pensarse, no era, por ejemplo, como llevar una computadora portátil o Laptop. El equipo del corazón artificial tenía cuatro baterías, pero además yo debía llevar a donde fuera, por lo menos 12 baterías extras más una batería grande que pesaba alrededor de unas 15 libras, la que se conoce como "Emergency Power Pack" (todas las baterías eran recargables). También debía llevar una computadora, dos ganchos o "clips" y otros elementos de apoyo dentro de una maleta especial con ruedas.

El conjunto de este equipo pesaba aproximadamente 40 libras. Esta era la alternativa para cuando era necesario ir a las citas en el hospital. Es decir, para salidas de corto tiempo. Yo, por el contrario, permanecía en la calle todo el día casi los 7 días de la semana, trabajando, y conduciendo mi auto para ir a todas partes.

Además del equipo que permitía salir de la casa, había un segundo equipo. Era una planta grande que pesaba alrededor de 45 o 50 libras que estaba posicionada en la casa. Su función era cargar las baterías requeridas y suministrar energía al corazón artificial. Esta planta era eléctrica y tenía un cable de más de veinte pies de largo, el cual arrastraba por toda la casa, para ir al baño, a la cocina, y al comedor, de acuerdo a donde me movía para realizar todas las actividades en casa, y que mantenía conectado. Aprender a manejar estos equipos requirió un estudio intenso.

Habrá pacientes con más capacidad de enfrentar este reto. Posiblemente yo mismo. Aun así, dentro del dolor y la situación de desespero, hay que también demostrar que se tiene capacidad para evitar el mal funcionamiento del equipo debido a una conexión impropia y para responder a cualquier alarma de mal funcionamiento del corazón artificial. ¡El manejo del equipo tenía que ser perfecto siempre!

El hospital requiere que el paciente se someta a un examen de conocimientos que debe ser completado para comprobar que ha aprendido el manejo adecuado del equipo. Se realiza el examen mientras estás respirando el oxígeno del que suministran en el hospital, y lo que deseas es una anestesia general.

Las coordinadoras de corazón artificial son enfermeras súper-preparadas, y súper-llenas de talento y amor, pero también son super-exigentes. El paciente tiene que aprender su lección técnica para tener la seguridad de que será capaz de mantenerse vivo. Es una lucha muy bonita e incongruente: Estoy hospitalizado, casi muriéndome, mi cuerpo empeora cada día, pero no puedo ser un paciente pasivo, no puedo descansar. Para vivir tengo que someterme a un régimen de aprendizaje donde tengo que ser un estudiante perfecto. Si cometo un error ¡me muero!

Mi entrenamiento duró cerca de una semana, hasta que recibí un examen de unas 20 preguntas, y logré superarlo. Sí. Pasé el examen y me dieron un diploma certificando mi aprendizaje perfecto del manejo del equipo Heartmate II (por el nombre de la compañía que construyó este moderno mecanismo). Después de recibir esta certificación respiré profundamente, aliviado. Fue como decirme a mí mismo "Me salvé" y así fue en realidad, pues era la primera parte de la intensa prueba que me esperaba.

Después del éxito del examen, tuve una discrepancia con las coordinadoras porque de los dos modelos disponibles, yo prefería el más pequeño. Esta preferencia mía demoró la cirugía, porque entonces hubo que consultar con la compañía de seguros para saber si pagarían por el procedimiento. Seis o siete días después me informaron sobre la negativa del seguro pues el equipo estaba todavía en prueba y la compañía de seguros solo autorizaba su implantación en algunos casos, para probar su funcionalidad. Insistí en solicitar autorización para obtener el modelo pequeño y la respuesta fue la siguiente: Vino todo el "Transplant Team" o equipo de trasplantes con la decisión de que por mi condición de salud, NO SE PODÍA ESPERAR MÁS, y que procederían a la cirugía.

No olviden que mi expectativa era que se instalara el corazón artificial para así ser incluido en la lista de espera de un donante para un trasplante de corazón. El trasplante de corazón era el último recurso. Mi esperanza se cifraba ahí. Creí que siendo el trasplante la única solución definitiva, lo más apropiado era estar ahí, en esa lista de espera, con todo el significado de la operación, y el cuidado subsiguiente, hasta llegar a la meta soñada sin conocer la vivencia que se experimentaría al final. La razón que me motivaba era la esperanza de sobrepasar el quebranto. Mi lucha por vivir, la confianza en Dios, y la confianza en un equipo de médicos y profesionales sencillamente grandiosos.

Prácticamente es como la historia de Lázaro cuando se levantó de la muerte. Prácticamente es el pináculo, el tope de la tecnología usada para prolongar la sobrevivencia y manejar la calidad de vida.

Los corazones artificiales tienen su precio. Instalar este equipo tiene un alto precio por el costo en si del aparato, así como por la terapia. El tratamiento médico también es costoso. La instalación del corazón artificial requiere un sistema de seguimiento intenso. Pero no se trata solo de un precio económico. Hay un precio emocional que demanda a la persona a quien se le instala el equipo, y a su familia.

El corazón artificial me permitió extender mi vida casi un año, hasta que recibí el trasplante de corazón de un donante. Efectivamente, me mantuve en lista de espera por casi un año.

Esto es prácticamente una bendición ya que es un periodo extraordinario para conseguir una segunda vida.

El trasplante constituyó una segunda oportunidad- un segundo "chance" de vivir. Debido la necesidad de esperar a que se presente la donación de un corazón, al alto riesgo de la cirugía y a la necesidad de un personal médico altamente especializado el trasplante del corazón es el último recurso para conseguir la vida.

CAPITULO 12

Mi Experiencia Con el Corazón Artificial

Después del proceso de entrenamiento (previo al implante del corazón artificial) en el que tomé clases dos veces al día y pasé los exámenes mientras estaba interno en el hospital -a donde yo fui a cuidarme, no a estudiar- el equipo médico de trasplante finalmente decide que me van llevar a sala de operación y que me van a implantar el corazón artificial.

Tengo una última consulta con el cirujano del corazón. Con una sencillez increíble, y transmitiéndome una confianza única, el doctor se sienta al lado de mi cama, y me pregunta que dudas tengo. Me pide que no limite mis preguntas. Autoriza que me preparen para la cirugía.

El corazón artificial consiste en un motor aproximadamente 2 ½ libras que conectarán directamente a mi corazón para hacerlo funcionar y para hacer que la sangre del cuerpo circule porque mi corazón se está muriendo lentamente. Frente a esta situación, yo estaba preparado emocionalmente para recibir el corazón artificial, como un elemento ajeno a mi cuerpo, que sin embargo, salvaría mi vida. Pero también, por decirlo así, yo estaba también preparado intelectualmente para recibir el corazón artificial.

Cuando hablo acerca de los innumerables exámenes físicos que me hicieron y de la educación que recibí sobre el corazón artificial, me doy cuenta que el sistema médico requiere que el paciente esté preparado físicamente y mentalmente para este procedimiento intenso.

Como ante todo esto ya he pasado por todos los exámenes físicos, he estudiado para conocer el funcionamiento del corazón artificial, y he pasado los exámenes, el equipo de apoyo toma la decisión de llevarme a sala de cirugía al día siguiente.

Mis emociones en el momento en que toman la decisión de operarme son muy fuertes. Ese tipo de procedimiento me parecía como de películas de ciencia ficción. Esa noche –me decía a mí mismo- estaré luchando contra lo desconocido, inmerso en un proceso médico muy difícil y muy demandante de mis recursos físicos, emocionales y mentales.

La noche previa me acompaña Georgito, uno de mis hijos, mientras me preparan para la operación en la mañana siguiente. Me enfrentaba a algo extraordinario, a algo raro, a algo nuevo, a algo que asusta a muchos. Sin embargo, yo mantenía la calma. Sí. Mantuve la calma todo el tiempo; nunca expresé desesperación, nunca expresé frustración. Dejé que Dios y el equipo médico trabajaran.

Temprano por la mañana, me llevan a la sala de operaciones de corazón artificial. Hasta ese momento yo no había tenido una cirugía tan grande, una cirugía de tal magnitud. Me iban a abrir el esternón. Me iban a abrir el pecho para poder instalarme ese equipo, que como dije antes, era una máquina de unas 2 ½ libras de peso.

Todo el equipo médico y técnico, más de 18 personas se encontraba ahí. Había una calma profesional, pero ya el equipo estaba trabajando. Los técnicos, anestesistas, doctores, cirujanos, inmunólogos, enfermeras, y personal de apoyo se preparaban para la cirugía.

Cuando el técnico me da la anestesia, me dijo que contara hasta ¡dos! Señores, les aseguro que inmediatamente me puso la inyección quedé completamente anestesiado y no recuerdo si llegué a contar el uno.

Todo lo que pasó después lo supe por referencias médicas. Estaba inconsciente, completamente en manos de Dios y del equipo médico capacitado. Cada uno de ellos concentrado en su trabajo de acuerdo a su especialidad.

No supe hasta después de la operación, que inmediatamente después de la anestesia, se me instaló un ventilador artificial para poder proceder a parar mi corazón, como efectivamente hicieron, para poderme instalar esa bomba, ese corazón artificial cuya función era remplazar el trabajo que mi viejo corazón ya no podía realizar.

Se trataba de una operación de corazón abierto, de una duración de más de seis horas, y un largo proceso de verificación de la recuperación que requería una observación cuidadosa para ver como mi organismo respondería al procedimiento.

Con el corazón artificial, la sangre del cuerpo pasaría por el mismo proceso que pasa con un corazón natural. Es decir, efectuaría la circulación en el cuerpo. El cuerpo humano requiere que circulen por sus arterias y venas un mínimo de cinco litros de sangre por minuto. Era precisamente la circulación de la sangre lo que más me afectaba, y por lo que fue necesaria la instalación del corazón artificial – mi corazón estaba demasiado lento.

Al despertar supe que mi cirugía duró seis horas. Seis dramáticas horas en las que se me instala el ventilador, me ponen tubos de respiración de oxígeno. Proceden con precisión y seguridad, y cuando finalmente me llevan en camilla al área de cuidados intensivos para la recuperación, se dan cuenta de que algo ha salido mal. La sangre comienza a fluir profusamente por el tubo respirador y tengo que regresar inmediatamente a la sala de operaciones para determinar que quedó mal y completar el procedimiento adecuadamente.

Este proceso requirió dos horas más de cirugía.

Se repite mi traslado a la sala de cuidados intensivos donde permanezco profundamente dormido hasta que despierto unas ocho o diez horas después. Cuando pasa el efecto de la anestesia me llevan a la unidad de atención directa para pacientes que han recibido un corazón artificial o a quienes les han hecho un trasplante de corazón.

Allí, estoy sometido a un cuidado, a una supervisión extremadamente intensa. No me dejaban solo ni un instante debido a la severidad de mi condición.

Al ser objeto de una operación de ese tipo, el cuidado era extraordinario. Era un paciente con un corazón artificial y en esa condición, el equipo médico buscaba que yo tuviera una "recuperación normal". Es difícil entender la normalidad de una situación como esta. Después de haberme instalado el corazón artificial, tanto en la sala de cuidados intensivos, como en la sala especial para trasplantados, mantenían mi corazón artificial conectado a una planta grande de suministro de energía. Era una planta especialmente diseñada para el corazón artificial.

Señores, ¡Ese corazón –No. Esa máquina– no podía durar sin electricidad ni un segundo! La imperiosa necesidad de mantener el corazón artificial con una carga eléctrica constante fue tal que antes de darme de alta, el hospital llamó a Pepco, la compañía eléctrica, para hacerle saber de mi necesidad de ser informado de cualquier interrupción eléctrica (planeada, o súbita) en el área donde vivía. Estuve 24 horas de espera en el hospital hasta que la empresa eléctrica aseguró que tomaría en consideración mis necesidades frente a cualquier eventualidad eléctrica en la zona que supusiera una interrupción del suministro de electricidad.

En las páginas siguientes, voy a incluir un reportaje realizado por un periódico local en el que explico mi reacción a esta situación. A pesar de haber recibido mucha información sobre el mecanismo de funcionamiento del corazón artificial, hay que vivir una situación así para entender el drama de tener que estar conectado permanentemente a una fuente eléctrica para poder estar vivo.

Estuve en esa sala unos tres días. Fueron tres días de enorme tensión emocional, donde se unen aspectos fisiológicos, psicológicos y médicos.

Cuando me vi conectado a tantos cables, cuando veía tantos cables y me percaté de la verdadera dimensión de lo que estaba viviendo, del significado real de tener un corazón artificial, les aseguro que estuve esperando que la enfermera se retirara del cuarto y quedarme solo para apagar la corriente que suplía al corazón artificial.

Fueron momentos de gran confusión y angustia. Aunque se me había preparado con bastante información, aunque había estudiado para estar preparado para ese momento, ante la realidad experimenté frustración y una gran ansiedad de estar viviendo esa vida con un corazón artificial, con un motor de ese peso y conectado a tantos cables.

A pesar de mi debilidad y falta de destreza, desconecté el equipo, pero no recordaba que cualquier falla en el sistema eléctrico produciría una alarma roja.

No pasa un segundo cuando llega la enfermera y me pregunta quién desconectó la corriente eléctrica, quién le quitó el "power" al corazón artificial. Allí no había entrado nadie. No podía entrar nadie que no estuviera autorizado, pues esa es una unidad completamente prohibida a personas que no sean miembros del equipo médico.

No me quedó más remedio que confesar; no tenía otra respuesta más que decir que yo mismo había apagado el equipo del corazón artificial. ¿Y por qué había apagado el sistema? ¿Por qué le había quitado la energía eléctrica al corazón artificial?

La respuesta era clara para mí en esos momentos. Se trataba de la incertidumbre y la falta de entendimiento y convencimiento de que yo podría vivir con todos esos cables.

Tenía un cable que salía por el estómago. Un cable de casi ¼ de pulgada que estaba conectado a la computadora que estaba afuera, y de ahí al sistema de carga eléctrica.

Después de mi confesión, señores, fue como si dejara de pertenecerme a mí mismo. Llegaron siquiatras, llegaron psicólogos, llegaron todos ellos, investigadores de asesinato del hospital. Y todos esos médicos, al analizar la situación que estaba yo pasando en esos momentos, decidieron que me iban a poner un guardián, en la misma habitación, todo el tiempo al lado mío, una persona que estuviera vigilándome aún mientras yo durmiera.

Un guardián estuvo a mi lado constantemente mientras estuve internado. Me acompañó en todo el proceso en que recibía -perdónenme la repetición- lo intenso del cuidado médico, del cuidado psicológico y de los medicamentos que debía tomar de acuerdo a una rutina estricta.

Poco a poco fui reaccionando. Empecé a recuperarme normalmente. No sentía ya la frustración de los primeros días, la frustración que era sobre todo falta de convencimiento y de confianza en mí mismo para lidiar con la nueva vida.

La instalación del corazón artificial es solo un paso, es un puente para llegar al trasplante de corazón. Con el corazón artificial yo era mantenido con vida hasta que llegara el día en que pudiera recibir el corazón de un donante. ¡Pero no sabes cuándo llegará ese momento!

Yo esperaba con ansiedad poder salir del hospital. Que se me diera de alta. Sin embargo, se me explicó que debido a que el programa de instalación de corazones artificiales apenas estaba iniciándose en el Hospital Washington Center, yo estaría sometido a un proceso de atención muy detallado.

Fui el primer hispano en el Hospital Washington Center de Washington D.C. en ser objeto de este tipo de procedimiento.

Cuando tuve el momento de rebeldía, y quise desconectar el sistema eléctrico, uno de los doctores habló muy seriamente conmigo. "Tú no tienes que venir a dañarnos este programa que es nuevo cuando lo que queremos es darte vida, darte salud. Cuándo lo que realmente queremos es darte esta oportunidad, ¿OK?"

Mi reacción a estos comentarios fue muy fuerte. Mi introspección, mis pensamientos cambian. Cambian también definitivamente mi actitud y mi comportamiento. Comencé a entender mi vida con todos esos nuevos cables y acepté toda esa vida dependiente de un sistema eléctrico. Al pasar ese momento de dudas, y ante mi rápida recuperación, les pido que me dejen salir del hospital.

Por más de veinte días estuve en cuidado de la unidad, bajo el cuidado de una unidad técnica bajo la supervisión de la oficina coordinadora de corazones artificiales.

Un día, les pido, les suplico que me dejen salir a ver la luz del sol. Les digo que estoy deprimido, que necesito ver la luz del sol. A pesar de ser un día nublado y lluvioso en la ciudad de Washington, decidieron darme la oportunidad de ver el exterior. Me acomodaron en una silla de ruedas, tomaron un carrito de ruedas con todo el equipo –baterías, cables, etc.-, revisan y comprueban el buen funcionamiento del equipo, y finalmente, me sacan a los pasillos, me pasean por el hospital, me permiten el contacto con el exterior, con la vida. Señores, me siento renovado emocionalmente.

De regreso a mi cuarto, le pido a los técnicos que me lleven a la tienda del hospital, compro una cachucha -una gorra-, y le compro un peluche a Carolyne (la coordinadora de corazones artificiales). Ella era la única persona fuera de los médicos que podía moverme. Eran muy estrictos con mi cuidado. No me iban a dejar ir solo, ni yo tampoco podía moverme solo hasta que obtuviera la suficiente recuperación.

Me regresan nuevamente a la unidad de cuidado de corazones artificiales y de trasplante de corazón en el cuarto piso del Hospital. Por fin, deciden que estoy listo para comenzar mi transición a la vida fuera del hospital.

Antes de ingresar al hospital, yo vivía solo. En esa etapa de mi vida estaba soltero, vivía solo en mi apartamento, comenzando mi vida aquí en Washington D.C. Cuando solicitaba que me dieran de alta mi idea era poder regresar a mi vida, tal cual. Pero, los médicos tenían una idea diferente. Me dicen que aunque estuviera suficientemente recuperado, no podían darme de alta a menos que fuera a vivir con algún familiar, o con una persona que asumiera la responsabilidad de cuidarme.

Siendo la ciudad nueva para mí, y teniendo todavía muy pocos relacionados en ella, yo veía como algo muy remoto vivir en casa de un familiar o encontrar a alguien que se hiciera responsable de mi cuidado.

Me puse a pensar en quien podría ayudarme con esta situación, y finalmente recordé a una amiga, una muchachita muy bonita que era bien amiga mía, conocida de la radio, y a quien considero como una hija. Mi amiga Rina Aranda.

La llamo y le cuento mi problema: "Rina, tengo que salir del hospital y no me dejan ir para mi apartamento solo. Necesito una persona que me acompañe, y esa persona tiene que tomar un entrenamiento. Tiene que venir cuatro días y estar en el hospital a las 6 de la mañana esos cuatro días para que las coordinadoras le den a ella también el entrenamiento sobre cómo manejar el corazón artificial, y cómo manejar todos los equipos".

Rina ¡Gracias a Dios! ¡Dios la bendiga! me ofrece su casa y su cuidado. Se compromete a pasar los días necesarios aprendiendo el funcionamiento del sistema. Toma el entrenamiento y recibe un examen para comprobar lo bien que había aprendido todo.

Su prueba incluía como hacer el "dressing change" que es el cambiar los vendajes en la parte por donde salía el cable que llevaba la energía eléctrica al corazón artificial. Esto era extremadamente delicado, no solo porque de esto dependía la entrada de electricidad, sino porque conectaba a una computadora que regulaba la operación del sistema y que estaba colocada en la cintura de mi cuerpo.

Rina aprendió toda la parte técnica de cambiar los vendajes de la operación ("dressing change") que era tres veces a la semana. Pero antes de iniciar el cambio de mis vendajes, Rina tenía que seguir procedimientos personales. Primero, tenía que desinfectarse, luego tenía que usar un gorro y una máscara. Este procedimiento se repetía cada vez que se iban a cambiar los vendajes.

Para limpiarme siempre se usaba una botella de agua oxigenada nueva, sellada y sin abrir, que solamente se usaba para esa ocasión y luego, se desechaba. También usaba dos tipos diferentes de guantes: un guante esterilizado y otro guante normal porque se usaban cinco elementos diferentes en el proceso de limpieza.

Con el convencimiento de que tanto Rina como yo teníamos el conocimiento y la práctica para hacer la cura o cambio de vendajes dos veces por semana, los médicos me permiten salir del hospital y yo me mudo a la casa de Rina. Ella me tenía preparada una habitación, y se ocupaba de las cosas básicas de mi cuidado, como la alimentación, el cambio de vendajes (el "dressing change"), y me daba ánimos al ver mi mejoría.

Cuando salgo del hospital para ir a la casa de Rina, el proceso de darme de alta se demora. Como mencioné con anterioridad, el hospital tiene que comunicarse con la compañía eléctrica de mi condado y asegurarse de que mi casa tuviera prioridad en caso de que hubiese una situación que alterara el suministro eléctrico. En ese caso, la empresa debía llamarme por teléfono y hacerme saber de la emergencia. Esto solo ocurrió en dos ocasiones. La primera vez, me informaron que habría un periodo de suspensión de electricidad debido a trabajos en la zona, y me vi obligado a hospedarme en un hotel cinco estrellas llevando conmigo todo el equipo. La segunda vez no encontramos hotel disponible, Rina y su hija, me llevaron al hospital donde pasé una noche.

Al día siguiente regresé a mi habitación, y repetí el ritual que inicié con la primera hospitalización: corté y guardé la banda que identifica a pacientes internos en los hospitales. Ya había cortado más de 50 bandas; siempre buscaba recuperar mi libertad, mi independencia, la autonomía total de mi persona,

Poco a poco me gané la confianza con los cirujanos, de los cardiólogos y el equipo médico. A los dos, o tres meses ya me había ganado su confianza total pues yo respondía en forma muy satisfactoria a todas sus instrucciones sistemáticas.

Al irme a vivir en casa de Rina, me vi obligado a entregar mi apartamento, pero cuando estuve lo bastante restablecido, y con autorización del equipo médico, busqué otro apartamento donde mudarme. Me mudé, pero aun viviendo solo e independiente, Rina siguió apoyándome. Iba a mi nuevo apartamento a hacer las curas.

En esa etapa, yo ya manejaba mi auto, iba a todas partes con mi maletín con el equipo de baterías y prácticamente me cuidaba yo solo aunque contaba con el apoyo de Rina.

Cuando los médicos se enteran de todo esto, deciden que ni ella ni yo cambiaríamos los vendajes. Me informan que tengo que ir a hospital a hacerme las curas dos veces por semana. Entonces, siguiendo estas instrucciones yo iba al hospital y las enfermeras del Departamento de Cardiología me cambiaban los vendajes, y al mismo tiempo, evaluaban mi condición y me hacían exámenes de laboratorio. En ese ínterin también muchas veces me dejaban hospitalizado. El mayor de mis miedos era que me dejaran hospitalizado por mucho tiempo, porque yo necesitaba ir a la emisora todos los días a hacer mi programa de radio. Yo coordinaba el programa, establecía las entrevistas, cobraba y vendía publicidad. Yo no podía darme el lujo de que me internaran en el hospital.

Cinco meses después de recibir el corazón artificial, ya tenía una especie de rutina de vida, me había acostumbrado a vivir con mi maletín a cuestas, y gracias a Dios podía ser una persona productiva y autónoma.

Pero una noche a eso de las ocho recibo una llamada telefónica. Es una noticia que me hace estremecer. Me dicen que me reporte al hospital inmediatamente porque ya había aparecido un corazón para hacerme el trasplante, para eliminar el corazón artificial y hacer el trasplante del corazón de un donante.

CAPITULO 13

Trasplante de Corazón de un Donante; Primer Intento

Cuando llego al hospital todo lleno de emoción frente a la gran noticia, quedo en las manos del equipo médico de trasplante. Me hacen todos los exámenes y para mi frustración, me dicen que tengo una neumonía severa y que no podrían proceder al trasplante.

Para recibir el trasplante y para asegurarse que mi cuerpo respondiera a la gran demanda física que esa operación representaba, los médicos tenían que asegurar que yo estaba completamente libre de cualquier infección.

Me dejaron interno esa misma noche y permanecí en el hospital 22 días. Me dan de alta, pero sigo con mi vida "normal", regresando al hospital dos o tres veces a la semana. Me hacen exámenes y se aseguran que no tenga infecciones. Yo ya me sentía más cómodo en el hospital que en mi casa. Mis relaciones, las interacciones con el personal –médicos, enfermeros, técnicos- eran muy especiales. Yo seguía sus recomendaciones y esperaba confiado en Dios que en algún momento aparecería otro donante y que yo estaría en condiciones físicas adecuadas para ser trasplantado.

Unos seis meses después recibí una llamada del hospital a las cinco de la mañana: debo ir inmediatamente al hospital. Había aparecido otro donante. Iba a ser trasplantado.

Señores déjenme decirles que tan pronto llegué al hospital comienza el proceso para el trasplante de corazón.

¡Imagínese usted! ¡Piense lo que significa eso! Era la segunda ocasión en que vivía un episodio como de película, que me llaman y me dicen "Repórtate al hospital. Vamos a sacar tu corazón y lo vamos a remplazar por otro". En la primera ocasión, por un corazón artificial. En esta ocasión, por el corazón de un donante.

Pero les aseguro que yo reaccionaba con la naturalidad más grande del mundo, porque desde el primer momento que a mí me incluyeron en la lista de espera para recibir un trasplante de corazón y en el momento en que me dijeron que me tenían que poner un corazón artificial les aseguro con toda la certeza y con toda la verdad del mundo, ante la verdad, ante mí mismo, pero sobre todo ante Dios, que la actitud mía era subir el grado de fe. Y mi fe era tan grande que desde ese momento yo dije "Señor: tú eres quien sabe. Dios tú eres el que decides todo".

Y mientras yo estuve en esa espera nunca desesperé ni le pregunté nada a la coordinadora de trasplantes, ella era la encargada de estar en contacto con el organismo que conseguía el corazón. Nunca le dije ¿Y cuándo va aparecer? ¿Cuándo me van a dar el corazón? No. Todo lo contrario. Yo eso lo manejé de una forma normal que yo hubiese podido vivir seis, siete años con el corazón artificial pues la actitud era reforzar la fe y la tranquilidad. Y la fe en Dios y la fe en que quería vivir, que quería salir a delante soñando y llevando mi vida hacia adelante.

Señores, cuando llegó esa segunda vez que me llaman para decirme que hay un corazón disponible para mi trasplante, ya estaba preparado mentalmente y comienza todo el proceso.

Es un proceso que requiere mi preparación y la preparación del cuerpo de la persona donante.

Este sería un proceso tan complejo que mientras preparan al recipiente es cuando llegan las partes del cuerpo de la persona que será el donante, es decir, su corazón.

En mi caso, la persona estaba viva, pero con muerte cerebral. Era un potencial donante cuyo corazón sustituiría el corazón artificial que me mantenía vivo desde hacía casi un año.

Como dije antes, yo ingresé al hospital a eso de las cinco de la mañana, pero mi operación comenzaría a eso de las seis de la tarde. Durante todo el día fui sometido a un sinnúmero de pruebas de laboratorio, y a todo tipo de exámenes.

Antes de la cirugía, soy sometido a una transfusión de sangre. Tienen que sacar toda la sangre que ha circulado por mi cuerpo gracias al corazón artificial y sustituirla por sangre nueva.

A pesar de lo fuerte del procedimiento, lo que hice en ese momento fue relajarme y hacer chistes. Sentía en lo más profundo de mí ser una gran calma.

Mi fe en Dios -lo puedo decir- es más grande que la de muchas personas que andan gritando su fe. Yo estaba seguro que Dios me daría la bendición de vivir.

Mientras me están haciendo la transfusión de sangre, llegan los médicos y con gran urgencia les dicen a las enfermeras que terminen la transfusión lo antes posible pues el corazón del donante ya estaba llegando al hospital. Lo traían vía aérea en un contenedor especial. El tiempo, y la rapidez en que se iniciara la operación, eran elementos críticos para el éxito del trasplante. Rápidamente me llevaron a la sala de cirugía. Y me hicieron el trasplante de corazón.

Recuerdo cuando entré a la sala de cirugía, pero solo desperté a la vida 16 días después. Durante ese período, mi cuerpo sufrió una fuerte infección ante el encuentro de tres elementos diferentes: un corazón que venía de otro cuerpo, una sangre que venía de otro cuerpo y mi propio cuerpo.

La lucha por armonizar de esos tres elementos casi me mata. Duré doce días en cuidados intensivos. Mis posibilidades de vida eran de menos del treinta por ciento. No puedo decir que estuve caminando por el famoso túnel donde uno encuentra supuestos misterios narrados por algunas personas quienes han visitado esa transición. Cuando desperté, no sabía que había estado inconsciente 16 días.

Como mencioné anteriormente antes de recibir el trasplante de corazón, me instalaron un corazón artificial, como un puente para mi recuperación.

Los corazones artificiales son muy importantes ya que en algunos casos, como el mío, permiten que el paciente se mantenga con vida hasta que obtenga un donante. Ocasionalmente, el corazón artificial mantiene la persona hasta el final de su vida. Pero, como dije anteriormente, para pacientes como yo, el corazón artificial permite esperar el trasplante.

Muchos de los pacientes con corazón artificial–pero no todos– dicen que si tuvieran nuevamente necesidad de un corazón artificial volverían a usarlo. Yo también lo digo. Si tuviera nuevamente que usar un corazón artificial y seguir todo el procedimiento para instalarlo y manejarlo, yo volvería a usar el corazón artificial.

Cuando uno toma la decisión de recibir un trasplante de corazón. Cuando uno dice "Ya. Lo voy a hacer" ingresa a una lista de espera y se mantiene en alerta hasta que surge un donante. Uno toma esa decisión consciente de que el trasplante es la única forma de mantenerse con vida.

Es decir, que después del corazón artificial, el paso siguiente es el trasplante. Cuando dije "Si", cuando acepté la idea de ser trasplantado con el corazón de un donante, ya no había otra oportunidad de mejorar mi condición, de mejorar mi corazón.

Son cosas que pueden causar disturbios emocionales. Realmente es emocionante. Como se dice en inglés, es "Wonderful!", ¡Maravilloso! Pero realmente tiene muchas consideraciones y muchas emociones. Son muchas las reflexiones íntimas, los pensamientos y las preguntas que uno se formula a uno mismo.

Desde la primera vez que se hizo el trasplante de un corazón, el 3 de diciembre de 1967, esto impactó al mundo. Y el mundo se conmovió. En esos primeros años después del trasplante el principal problema era el rechazo al órgano, el rechazo al nuevo corazón. Quienes recibían un trasplante de corazón no lograban vivir largas vidas.

No era larga vida, pero si una oportunidad para la investigación de un sistema novedoso que revolucionaba la ciencia médica. Uno de los grandes obstáculos a la prolongación de la vida de las personas trasplantadas era el rechazo del cuerpo del paciente al órgano trasplantado. Los científicos de Estados Unidos y el mundo se dedicaron a desarrollar medicamentos para evitar el rechazo. El record de duración de vida para una persona con trasplante de corazón es de 36 años. Yo tengo amigos con más de 25 años de vida después de un trasplante de corazón, y son personas activas y productivas.

En sentido general, puedo enfatizar que en el momento de mi trasplante la donación y trasplantes de órganos tuvieron un impulso grandísimo. Un año después de mi trasplante, el ex vicepresidente de Estados Unidos, señor Dick Cheney, quien estuvo sufriendo por más de 30 años problemas de corazón decidió recibir un corazón artificial. A los dos años de ser objeto de este procedimiento, el señor Cheney obtuvo un donante y fue objeto de un trasplante de corazón.

En estos momentos después de mi trasplante yo estoy usando supresores de inmunidad. En aquellos tiempos iniciales de los años 60, los trasplantes de corazón eran un experimento, hoy en día representan la oportunidad real para una segunda vida que permite a la persona trasplantada funcionar normalmente.

Yo soy un gran ejemplo de esta oportunidad. Ya tengo varios años con el trasplante y me desenvuelvo normalmente. Un trasplante de corazón es algo extraordinario. Es un regalo, es un privilegio, y aparte de ser un privilegio, es una responsabilidad diaria.

Las personas que hemos sido objeto de un trasplante de corazón tenemos que vivir toda la vida bajo los procedimientos médicos. Tenemos que tomar medicinas diariamente.

No todo trasplante de corazón es exitoso. Hay serios riesgos involucrados durante y después del trasplante de corazón. Dicen los expertos que un diez porciento de las personas que reciben uno de estos trasplantes mueren en los primeros tres meses. El porcentaje de los que duran más de tres años es de un 85 por ciento. Diez años después de un trasplante, 51 por ciento de los recipientes están vivos.

Aunque el número de donantes es muy limitado para la cantidad de personas que se encuentran en espera, muchos tenemos la suerte de ser recipientes del corazón de un donante. Aquí en Estados Unidos hay cientos de miles de personas que están esperando la donación de un órgano. Yo tuve la bendición de Dios de que el corazón mío si apareció, pero hay mucha gente esperando el órgano, esperando la oportunidad para ser trasplantados.

En el caso mío – es mi historia- una de las cosas que llamó mi atención, que motiva mi análisis, es que los pacientes a quienes se les hace el trasplante son escogidos para estar en la lista de espera de acuerdo a criterio de familia y el criterio medico de compatibilidad genética. De acuerdo a médicos del Hospital John Hopkins, las listas de espera por un órgano de donante se manejan bajo el concepto de la composición familiar, es decir que no se realizan trasplantes a personas individuales, sino a familias.

¿Cómo se explica esto? En el caso mío, y con esto no culpo a nadie, fue solamente una situación, algo que me pasó porque vine a vivir a Washington, se me otorgó un trasplante aún sin tener una familia a mi lado. Yo luché solo. Al mudarme a Washington solo, no tenía el apoyo familiar que la unidad de trasplante de órganos requería para estar en la lista de espera. Yo no tenía familia a mi lado, pero si recibí un apoyo fuerte del sistema médico. Sin tener una familia, sin tener un familiar a mi lado, yo califiqué para estar en la lista de espera y me hicieron un trasplante de corazón. El régimen después del trasplante es complejo porque el recipiente necesita un apoyo grande y apropiado para llevar su tratamiento. El recipiente del trasplante debe tomar las medicinas requeridas con la frecuencia necesaria durante el día. Eso es difícil cuando se está solo. Lo logré contando con el apoyo de amistades, pero es más conveniente contar con el apoyo adicional de la familia.

He preguntado a los doctores porqué me hicieron el trasplante cuando yo no tenía ese apoyo. Me dijeron que yo les demostré ampliamente que podía manejar mi tratamiento. Porque yo aprendí todo y porque cumplí con todas las instrucciones en forma entusiasta.

Voy a revelar un ejemplo de mi dedicación e independencia, un ejemplo que va a sorprender a los cardiólogos y al equipo del trasplante: A mí me han hecho más de 25 biopsias de corazón dónde sacan el tejido del corazón trasplantado para ver si se ha producido rechazo. El elemento de sorpresa es que yo me voy solo al hospital para someterme a la biopsia que es una cirugía costosa y delicada. Me voy solo al hospital, manejando mi carro. Me hospitalizo por un día, y cuando terminan la biopsia, regreso a mi casa yo solo, manejando mi carro.

Esta actitud de ser independiente no es algo recomendable, pero es algo que a mí me tocó vivir, y solo puedo decir ¡Gracias Dios mío por permitirme manejar esta situación yo solo!

Cuando se toma la decisión de ser trasplantado y está disponible el corazón de un donante, las probabilidades de éxito son grandes.

Dios te pone los médicos que saben, los médicos que escogen los candidatos para hacerles un trasplante, para ellos proceder; son esos médicos quienes ponen tu nombre en la lista de espera regional. Hay que esperar. A veces la espera se hace demasiado larga. A veces la persona no tiene la suerte de que su cuerpo resista hasta que aparezca un donante,

En el caso mío se dio. Tuve y tengo un magnífico apoyo hospitalario, y hasta el día de hoy sigo con una maravillosa relación con el hospital. Esa relación con los médicos y esa relación con todos los participantes en los sistemas de apoyo y el sistema de salud, fueron esenciales para el éxito de mi trasplante.

El sistema de salud especialmente fue el elemento clave en todo el proceso de trasplante.

El personal de salud en todos los hospitales desde la primera vez, desde mi primer ingreso a un hospital, fue excelente. Tanto de paciente hospitalizado como de paciente ambulatorio, me asignaban terapistas. Cuando estaba hospitalizado, peleaba por irme a casa, pero me mantenía cuidado por el sistema de salud, ya que enviaban terapistas a mi casa. Después del trasplante duré 12 días en cuidados intensivos, y al salir de la unidad, me asignaron una terapista para que me enseñara a caminar nuevamente.

CAPITULO 14

Trasplante de Corazón de un Donante; Segundo Intento

Como mencioné en los capítulos anteriores, antes de ser trasplantado con el corazón de un donante, yo había pasado por varios procesos de implantación: Primero, me instalaron un desfibrador marca-pasos, luego dos injertos metálicos en arterias (una de ellas para abrir la obstrucción de la arteria coronaria), después fui trasplantado con el corazón artificial, y finalmente recibí el aviso de que estaba disponible el corazón de un donante.

Hasta este momento la parte médica de lo que fue el trasplante de corazón artificial fue exitoso. El trasplante del corazón de un donante también lo sería, con la excepción de que justo después de ser operado desarrollé una infección en todo el cuerpo.

El trasplante de corazón de un donante fue una cirugía mayor de gran magnitud, con equipo de especialistas numeroso y con una logística precisa que implicaba el traslado del corazón del donante, y de su sangre, y la preparación simultanea de mi cuerpo para la operación.

Gracias a Dios la cirugía fue exitosa, sin embargo, después de operado, fue necesario que me internaran en la unidad de cuidados intensivos durante 12 días para curar la infección que se extendió por todo mi cuerpo. En total, estuve inconsciente 16 días. Mi condición era tan delicada que mucha gente pensó que había muerto.

En todas partes se oía el comentario "George se murió". Yo no sabía nada. No sabía de mí. En esos momentos, mientras estaba en cuidados intensivos, pero después del trasplante, la lucha por la vida fue grande y fue muy positiva. Ahí estaba envuelta la mente mía con toda las incertidumbres y temores.

En la unidad de cuidados intensivos experimenté una sensación de armonía y de deseo por vivir. Estaba conectado al respirador artificial, pero desconectado de la realidad. Durante doce días fui recuperándome del trasplante de corazón en un estado de inconsciencia.

Cuando finalmente desperté, la recuperación dio paso a la confrontación con los cambios físicos que había experimentado mi cuerpo. Me atacaban mareos muy fuertes, tenía el cuerpo hinchado, me cubrían los pies con un instrumento que los mantenía calientes.

Hay que vivir en carne propia este tipo de experiencia para creer en los procedimientos que reciben las personas que están en los hospitales y que pasan por esos procesos, por esas cirugías tan grandes y complicadas.

En la unidad de cuidados intensivos, sólo se autorizaba la visita de unas cuantas personas, básicamente mi familia, mis hijos y algunos amigos muy íntimos. Yo no estaba en condiciones de reconocer a nadie. Los veía y no los reconocía, pero no importaba, aun después de empezar a reconocerlos, no podía hablarles.

De ese período recuerdo a dos enfermeras llamadas María y Teresa quienes por recomendación de algún médico iniciaron una terapia que me ayudó a reaccionar y a salir de esa especie de inconciencia que me mantenía como lejos de la realidad. Fue una terapia "televisiva". La enfermera prendía el televisor de la habitación con programas en español para ver como yo reaccionaba. Finalmente comencé a recuperarme, a reaccionar y a salir de la severa infección que por poco me mata.

Después de pasar por ese período en el que estaba por así decirlo entre la vida y la muerte, numerosas personas me preguntaron si yo había experimentado la visión del túnel de la muerte. Querían saber si había tenido la visión del túnel, y la luz al final, y la sensación de vida después de la vida. No. No tuve esa experiencia, pero sí puedo decir que vi alucinaciones de mi mente trabajando a nivel subconsciente. Más que visiones, fue un período en el que sentí un impulso por recuperarme, un impulso de lucha por recuperar mi salud.

Mi cuerpo estaba tan hinchado que no podía moverme en absoluto, y mucho menos levantarme de la cama. Dos enfermeras estaban a cargo de asistirme en mis necesidades de higiene y corporales. Ellas eran las únicas autorizadas para tocarme. Ni siquiera mis familiares o los médicos podían hacerlo. Mi vida estaba a cargo del personal de la Unidad de Cardiología de Medicina Avanzada del Washington Hospital Center que en ese momento era una unidad especial creada para trabajar con pacientes como yo, sometidos a trasplantes de corazón, y trasplantados con un corazón artificial. Es una unidad avanzada, que se está desarrollando para el futuro, y Dios me ha dado la bendición de ser parte de ese desarrollo.

Señores: después de que estoy en de cuidados intensivos, yo no podía moverme de ninguna forma, ni mover los pies. No tenía fuerzas. Mi cuerpo estaba extremadamente hinchado y sufría los efectos de la infección. No comía y me alimentaban con sopitas que tomaba con pajilla, sorbete, o pitillo.

Sin embargo, de alguna manera aunque yo no me sintiera mejor, los médicos determinaron que estaba mejorando.

Mi mayor deseo era que me trasladaran de la Unidad de Cuidados Intensivos a la Unidad 4-D de Trasplante de Corazón del Hospital. En la Unidad de Trasplante yo mantenía una interacción excelente y muy cercana con los médicos y las enfermeras. Ahí me sentía como en mi casa. Pero, este traslado no fue posible hasta una semana después. Durante este tiempo, mi estado era de extremo cuidado. La hinchazón no cedía, no podía moverme, y no podía levantarme, ni siquiera podía hacer mis necesidades físicas.

Finalmente me trasladan a la Unidad 4-D, y comienzo a recibir terapia física para fortalecer los músculos de mis piernas y lograr que pudiera sostenerme por mí mismo.

Uno de los momentos especiales en este período fue el recibir la visita de la hermana María, una monja católica española quien ha realizado un trabajo destacado en las parroquias del área de Washington por más de sesenta años. La hermana María es una personalidad de la Iglesia Católica. A pesar de estar en retiro continúa dándoles amor a pacientes como yo.

La visita de la hermana María acompañada por otra monja de su congregación, así como la visita regular de una monja coreana, fueron parte del conjunto de apoyo espiritual que reciben personas en mi condición. Estando tan enfermo, prácticamente en peligro de muerte constante por casi dos años, como paciente en proceso de recuperación del trasplante de un corazón artificial, yo era objeto de una atención integral. Esta atención incluía no solo el aspecto de recuperación física que estaba a cargo de doctores y enfermeras, sino también el aspecto espiritual, a cargo de sacerdotes y monjas.

Algo singular es la forma diferenciada en que yo estaba experimentando mi realidad. Mi cuerpo estaba prácticamente inmovilizado, necesitaba asistencia constante hasta para la más mínima actividad, y solo podía ser asistido por personal especializado, pero mi mente se hizo cada vez más y más activa.

Como he dicho antes, mi profesión es la producción radial. Siempre he sido una persona autosuficiente, un profesional con una gran demanda de trabajo. Aún durante mi estadía en el hospital yo tenía responsabilidades económicas y profesionales, de modo que inmediatamente comencé a recuperarme, y desde el mismo hospital logré mantener la producción de mi programa de radio. Desde la cama coordinaba las entrevistas, y a través del teléfono, me conectaba a la emisora para salir al aire. Hay retos y dificultades muy grandes en esta vida, pero nada es imposible. Sin embargo, yo ardía en deseos de salir del hospital, de incorporarme nuevamente a la vida.

Tuve fuertes discusiones con el personal del Hospital porque yo no quería aceptar que era necesario el internamiento. En mi mente ya me veía manejando mi carro, haciendo trámites, visitando a mis clientes. Sin embargo, la realidad física era otra. No podía caminar, recibía terapias porque mi cuerpo todavía no estaba preparado para sostenerse ni para moverse por si solo.

Un día, estando la monja coreana en mi habitación, le dije al director de cardiología que quería irme para la casa; y como me recuerda ella, en mi actitud de independencia, exigí ser trasladado a otro hospital donde se me diera de alta. Así de fuerte era mi deseo de rehacer mi vida, de estar de nuevo en la calle. Frente a todo este proceso tan serio y crítico yo rehusaba aceptar mi condición. Y aunque no tenía fuerza física, aunque no podía caminar, mi mente estaba en la calle. Me imaginaba que ya estaba manejando mi carro. Mi mente sufría con esta realidad.

De acuerdo con los médicos era necesario que yo fuera al centro de rehabilitación para recuperar los movimientos normales del cuerpo. Pero el poder mental, el poder de la voluntad, y el poder de mi fe eran tan fuertes que podían más que el mismo quebranto, y podían más que todo el proceso médico de recuperación.

Yo no quería ir al centro de recuperación, sino irme para mi casa. Finalmente los médicos me dan de alta con el compromiso que recibiría todos los días la visita de una terapista para seguir el tratamiento de rehabilitación.

De modo pues, señores, que logré salir del hospital. Me dieron de alta un día y al siguiente día, yo tomé mi carro. Me fui a la radio. Hice mi programa radial en la emisora. Al regresar a mi apartamento, recibí una llamada de la terapista, y acordamos que tendría las terapias en las tardes, porque las mañanas ya las tenía comprometidas con la emisora y con la producción de mi programa.

Miren lo que significa la fuerza de la independencia, la actitud positiva. Esa fuerza es esencial para uno mantenerse vivo frente a condiciones médicas tan extremos como las que vivo.

Desde el primer momento la terapista reconoció mi decisión de estar yo mismo a cargo de mi recuperación. Una tarde llegó a casa pocos minutos después de que yo regresara de la emisora de radio, bien vestido y con mucha energía, vio mis equipos de terapia física y conoció lo que era mi rutina "normal". Cada mañana, antes de irme manejando al trabajo, caminaba una milla alrededor de la manzana -o cuadra- de mi casa, y en la casa seguía la terapia para caminar.

En esa visita, la terapista se sintió sorprendida por mi firme determinación de hacerme yo mismo responsable de todo mi cuidado médico.

Una de las cosas que aprendí en este período, y en lo que tuve más interés en todo mi proceso para recuperar mi salud fue en mantener una relación estrecha con los especialistas, con las enfermeras, y con el personal de apoyo. Siempre he mantenido la interacción con ellos formulando preguntas, obteniendo respuestas y guías que me ayuden a entender el "por qué" de los tratamientos, y con entusiasmo aprendo todo lo que puedo hacer para contribuir a mi propia recuperación.

Una anécdota ocurre con la terapista. Los médicos determinaron que yo necesitaba terapia para aprender a caminar de nuevo. La terapista viajaba una distancia de 50 a 60 millas (80 a 100 kilómetros) para darme el tratamiento. Durante su primera visita, ella habla conmigo, me examina la presión y cuando comprueba que todo estaba bien, establecemos el horario para sus visitas. Al llegar a darme la siguiente terapia, ella me ve llegar ¡caminando! y cargando compras y mi maletín de trabajo. Ella dice: "George, yo creo que eres tú quien debe darme terapias a mí, porque esa independencia tuya, esa fuerza tuya, están muy bien".

Sin embargo, no todo estaba bien. Mi fuerza de voluntad estaba bien, pero yo tenía un problema bastante serio con el cual lidiar: mi sistema inmunológico no estaba bien.

Problemas Inmunológicos

No he tenido problemas de rechazo del corazón. Mi cuerpo lo ha aceptado muy bien, excepto por la infección que desarrollé. Sin embargo, aunque yo nunca experimenté rechazo al corazón trasplantado, si tuve problemas con el sistema inmunológico.

La infección que había desarrollado era muy grande. Era el resultado del choque entre tres elementos. ¿Por qué entre tres? Porque, como comenté anteriormente, tenía un corazón de una persona, una transfusión de sangre de otra persona, y además, el cuerpo mío.

Esos tres elementos comenzaron a rechazarse, a pelear entre sí, a discutir para tratar de convivir en armonía.

Debido a mis problemas inmunológicos, tuve que regresar al hospital y estar internado por varios días. En el proceso de seguimiento profesional, diariamente recibía llamadas de los médicos para que fuera al hospital, pero aunque yo iba y cumplía con las hospitalizaciones, mi mayor deseo era mantener mi independencia. Después de haber estado hospitalizado, salía del hospital manejando mi propio auto y transmitía mi programa de radio. Nadie me apoyaba en esta actividad, pero la ayuda no estaba dentro de mi realidad; lo que yo practicaba era la independencia, pues así demostraba que podía ser una persona normal después de un trasplante.

Mis problemas con el sistema inmunológico eran tan graves que tenía que inyectarme sueros cada seis horas. Como paciente ambulatorio, yo era responsable de administrarme esos sueros. Para facilitar el proceso los médicos colocaron catéteres de 38 centímetros en mi brazo por debajo de la piel, que llegaban directamente al pecho.

Tenía una especie de nevera portátil en la que guardaba y transportaba los sueros. De este modo, los tenia disponibles para suministrarlos cada seis horas como se me había indicado, donde quiera que estuviera.

Era muy fuerte para la gente verme con la neverita con los sueros, y el catéter en el brazo. Yo andaba con todos esos equipos mientras estaba en la calle y la gente me decía "!Y a ti te cambiaron el corazón, y tú estás metido aquí, o andando por aquí!".

Pues señores, durante un año permanecí luchando con el sistema inmunológico. Esa lucha fue lo que más me afectó desde el momento que comenzaron los dolores y que recibí la diagnosis de Fallo Cardíaco.

Así fue, después del trasplante mi corazón nuevo funcionó bien y mi organismo reaccionó perfectamente, pero el problema del sistema inmunológico fue la mayor preocupación. Mi coordinadora de trasplante. Bridget me decía "Georgie, ¿qué está pasando? ¿Tú estás haciendo esto? Solo me cuestionaba porque reaccionaba bien al tratamiento, pero no dejaba de ser una preocupación. Porque realmente estaba atendido por los mejores inmunólogos y por un equipo de trasplantes altamente capacitado. Sin embargo, en ocasiones no encontraban las bacterias que me estaban afectando el sistema inmunológico. A menudo me extraían sangre para cultivos intensos.

Ustedes dirán, ¿Y cómo pueden mezclarse tantas cosas? ¿Cómo podías realizar tantas y tan diversas actividades, sufrir con la infección, someterte a exámenes y tratamientos, trabajar, y cumplir con las responsabilidades de vida? Sí. Se mezclaban muchas cosas en mi vida porque era internado en el hospital por cinco, o seis días y luego, al salir del hospital, realizaba muchas actividades diversas pues trataba de seguir con mi vida normal dentro de lo posible.

A los cuatro meses del trasplante, todavía estando la infección en mi cuerpo, decido irme manejando con un amigo y su familia desde Washington D.C. a la Florida. ¡Imagínense! ¡Cuatro meses después de ser trasplantado con un corazón nos fuimos para Disney!

Con todos estos procedimientos médicos diarios yo me chequeaba la presión cuatro cinco veces al día; también me chequeaba el azúcar porque era diabético -soy diabético- y tenía que mantener los niveles adecuados del azúcar.

Mas el nivel de consciencia médica, me parece que yo lo magnificaba, que lo agrandaba. Prueba de ello era mi gran confianza en que podía hacer un viaje de más de mil quinientas millas hasta Disney en Florida, como el que realicé con Gilbert y su familia.

Luego, inmediatamente al regresar, hice otro viaje de más de 900 millas a Boston. Aún con todas las infecciones, iba manejando de ida y vuelta a New York en solo un día… a pesar de los problemas, mi independencia y mi fuerza de voluntad me mantuvieron sumamente activo. Tratar de llevar una vida normal ha sido el común denominador desde mi trasplante hasta el día de hoy.

Mis Relaciones con la Familia del Donante

Unos cuatro meses después de haber sido trasplantado con el corazón de un donante, trate de contactar a su familia. Pude escribirles a través de la organización "Donate Life" que es la única vía autorizada para este tipo de contacto. Le mandé una carta a la familia del donante sin tener ninguna garantía de que me responderían porque las estadísticas dicen que más del 80 por ciento de los familiares de los donantes no quieren conocer a las personas que han recibido los órganos de sus familiares o de los seres queridos. Les escribí y un año después recibí su llamada. Este contacto fue una bendición grande.

Señores, en el hospital pregunté de dónde vino el corazón que me donaron. Me dijeron inicialmente que el corazón venía de una joven de unos 20 y tantos años. ¿Qué pasa? Que en eso me quedé; nadie tenía detalles mayores ni tampoco los darían de haberlos tenido.

Cuando escribí a la familia, mi percepción, que mi donadora había sido una joven, una muchacha. Entonces cuando la familia del donante me llamó respondiendo a mi carta, tuve la información verdadera sobre quien fue la persona que me ofreció una nueva oportunidad de vida: un joven de treinta años de edad. El contacto con la familia del donante completa la historia de los procesos que comenzaron la primera noche que fui al hospital con un dolor agobiante en mi pecho.

En los anexos de este libro podrán leer algunos reportajes de periódicos que son testimonio de todos estos procesos.

Se trata de una etapa difícil que quiero compartir con las personas que han luchado a favor de su vida. Es una etapa llena de incertidumbre, de ansiedad y de procesos que ponen a prueba nuestra fe. Deseo compartir toda esta etapa de mi vida con las personas que luchan, o han luchado por su vida, unos contra el cáncer, otros contra problemas cerebrales, otros contra problemas diversos que retan a la ciencia médica. Muchos logramos sobrevivir gracias a donantes de órganos, otros gracias a procesos tan avanzados que parecen de ciencia ficción. Pero nos une el deseo de vivir, la fe, el sistema de salud y los equipos de profesionales que dedican sus vidas a dar esperanza, y a dar vida.

Hablo de incertidumbre y de certidumbres porque cuando tú estás buscando la salud y estás yendo a los hospitales debes saber que hoy en día los hospitales no tienen el papel tradicional que tenían años atrás.

En los años 40s, y 50s la gente iba a los hospitales a morir cuando se enfermaban. Ya no. Ahora nosotros vamos a los hospitales a buscar vida, a recibir una nueva oportunidad y a buscar la salud; el desarrollo de la medicina y la tecnología se han puesto a disposición de los pacientes, y ayudan a que se realice el milagro de la sanación.

Siempre digo para todas esas personas que han pasado por procesos difíciles: "Esta es mi historia". Los requerimientos pueden ser similares aunque los procedimientos sean diferentes. Solo quiero compartir la historia de un proceso de salud que hasta el día de hoy, gracias a Dios, dio resultados positivos para mí.

¡Aquí estoy! Y, señores, las cosas que me están pasando en la vida son maravillosas. Quiero decirles que esa es la fuerza de la mente, la fuerza de la actitud unida a la fe, a la creencia en Dios para fortalecer los milagros.

Permítanme decirles -con toda seguridad lo digo- que para conseguir un milagro es necesario el componente de la fe. Los milagros se obtienen, pero es solamente a través de la fe; si no hay fe y no hay un compromiso grande con Dios, con la esperanza en una vida mejor, con la fe como firme creencia de que Dios puede dárnoslo todo, como también es necesario mantener la actitud positiva y el deseo de vivir.

Repito, es imprescindible mantener la fe en Dios; es necesario mantener la actitud supremamente positiva y decidida. Cuando pasé por todos esos procedimientos, prácticamente solo estaba luchando por sobrevivir; ahora, lo único que me queda es luchar por mantener mi salud.

Como les mencioné anteriormente, el donante de mi corazón fue un joven de apenas 30 años. Sin embargo, a pesar de estar trasplantado con el corazón de una persona tan joven, no puedo dejar de mencionar que el seguimiento al trasplante incluía biopsias cardíacas. De este modo los médicos determinan si mi cuerpo está experimentando rechazo o aceptación del corazón.

Tres años después del trasplante, estos procedimientos continúan.

En el período inicial, a pesar de que no presenté ningún rechazo, los médicos si determinaron que había un problema: había una fuga, un "leak" en el corazón trasplantado. Por mi desconocimiento del inglés técnico, especializado, yo no entendía de qué se trataba, y tampoco tuve una persona de la profesión —médico o enfermera- que me explicara la diagnosis en español. Afortunadamente, pregunté a un doctor amigo quien sabe español cual es el significado del término "leak" refiriéndose al corazón, y él me explicó que se trataba de un soplo. Entonces comprendí que los médicos me tenían en observación por un soplo cardíaco y que podían corregirlo. Sin embargo, esto no fue necesario y al día de hoy mi corazón está perfectamente bien ¡Gracias a Dios!

Este testimonio es el precio de la bendición; ya les hablé de la bendición, les hablé del milagro, les hablé de cómo se dan los milagros… los milagros vienen de tener fe y amor en Dios muy grande dentro de uno, y de querer vivir.

CAPITULO 15

Después del trasplante

Después del trasplante, yo he pensado muchas veces en el proceso que viví cuando nadie garantizaba nada, ni siguiera los médicos. Pienso en esos momentos, en lo delicada de mi situación. Pienso que después de operado, el doctor que me hizo el trasplante, del Dr. Steven W. Boyce, un especialista que ha hecho más de 100 trasplantes e implantación de corazones artificiales, en el caso mío, a pesar de lo preciso de su cirugía, no pudo evitar que desarrollara la infección inmensa que casi me mata.

No puedo olvidar que a pesar de estar inconsciente por doce días, mientras mi cuerpo luchaba contra la infección que casi me mata, todo el grupo de cuidados intensivos estuvo atento al desarrollo del proceso de recuperación. Durante ese periodo, estuve completamente en sus manos, estaba entubado, con ventilador, asilado, e incapaz de vivir sin su apoyo. El único contacto mío era con el personal médico. No puedo olvidar la alegría del grupo de cuando después de 16 días, gracias a Dios, reaccioné. Comencé a revivir, comencé a ver las cosas que me rodeaban, a reconocer a la gente. Pero la recuperación no fue total pues no podía hablar ni en español ni en inglés; no podía hablar y mucho menos caminar. Gracias al equipo de terapia física, logré recuperarme. Volví a caminar, hablo más que antes, mi cuerpo ya no está hinchado y los problemas inmunológicos se controlaron.

Hoy en día, continúo bajo supervisión médica, tengo exámenes rutinarios y vivo una vida normal sin restricciones físicas.

Actitud y Responsabilidad

La historia de mi sobrevivencia puede ser considerada extraordinaria. Yo me miro a mi mismo, evalúo mi propio proceso de recuperación, mi lucha y la de los médicos, y puedo decir que solo Dios sabe cómo obtuve mi salud, cómo logre vivir de nuevo.

La actitud y la responsabilidad son aspectos fundamentales de mi recuperación, porque digo, a la fe hay que ayudarla. A la bendición de Dios hay que ayudarla.

Al escribir mi experiencia quisiera que mis lectores conozcan lo que he vivido y si es posible obtengan esperanza al leer mi historia.

Mi recuperación fue posible gracias al apoyo de médicos, especialistas, enfermeras, y personal técnico del Hospital Washington Center. En el Washington Center me hicieron sentir como si hubiese sido el hijo del hospital. Me hablaban con claridad, y me permitían que yo les comunicara mis preguntas, mis inquietudes y mis dolores. Con el apoyo emocional de Bridge, y de los doctores Najjar y Ruiz aprendí a vivir con el dolor.

Vivir con el dolor

Lo que más aprendí, lo que más he aprendido, lo que más estoy aprendiendo como persona que ha experimentado una condición de salud y unos procedimientos de vida y muerte es a manejar el dolor.

Permítanme hacer una síntesis de todo por lo que he pasado: El largo y difícil proceso para ser diagnosticado con Fallo Cardíaco; la pérdida progresiva del funcionamiento de mi corazón que al momento de recibir el corazón artificial solo funcionaba a menos del 7% de su capacidad normal; El saber y sentir que mi corazón estaba prácticamente muerto. La instalación de un marcapasos y desfibrilador; la inserción de una arteria de metal (stent) para remplazar la arteria coronaria. Después, la instalación de un corazón artificial, y finalmente el trasplante del corazón de un donante.

Imagínense todo el dolor físico, todo el tratamiento, los meses, los años de hospitalización... el desgaste de mi cuerpo y sus órganos en todo ese proceso... Cuando tienes Fallo Cardíaco Hay órganos que se afectan, y se producen cardiopatías. En estos casos, no se afecta solo el corazón, sino también otras partes del cuerpo.

En mi caso, sumado a todo esto, estaba mi condición de diabético. Mi cuerpo se afectó, principalmente las piernas.

El problema del corazón no causó daños mayores en mi cuerpo. Hoy, mi pecho, mi caja torácica gracias a Dios funcionan perfectamente bien. Pero si sufrí otras dolencias, por ejemplo, experimenté diarreas inesperadas e incontrolables, e incontinencias extremas por casi un año. Todo eso lo superé gracias a los tratamientos inmunológicos y de antibióticos.

Mantengo, sin embargo, dolencias en el cuerpo, principalmente en las piernas, pero causadas, más que nada por los problemas diabéticos.

En cuanto a mi comportamiento sicológico, mi comportamiento social, independientemente de la inmensa responsabilidad de saber que estás viviendo con el corazón de otra persona, me siento bastante estable, y con capacidad de manejar mi tratamiento solo.

Los dolores, sin embargo, existen, y es sumamente importante aprender a convivir con algunos. He reflexionado sobre el dolor, y la diferencia que puede haber entre el dolor que he experimentado y el dolor que experimentamos los humanos como parte del proceso de envejecer, o afectados por dolencias crónicas como la diabetes y otros quebrantos.

Hablo con personas mayores, principalmente personas mayores de 50 años que han sido diabéticos que no se han atendido, y otros que aun atendiéndose se les han afectado las rodillas, las piernas, los nervios, y tienen dolor e incomodidad. Muchas de estas personas me hablan de los dolores que les causan los padecimientos causados por la diabetes. Los especialistas no me querían dar medicamentos para estos dolores. Lo único que me recetaban era calcio. Los especialistas estaban más conscientes que yo sobre el tratamiento adecuado, y yo lo entendí así, pero muchos pacientes no entienden y están en los hospitales todos los días, por supuesto buscando la cura y buscando calmar el dolor. Pero hay veces que con lo único que se calman los dolores, principalmente el de las piernas, el de los pies, el de las rodillas, es con descanso y ejercicio combinado con la atención médica.

Entonces, ¿Qué pasa? Hay gente que vive con un dolor constante, y lo que pasa por sus mentes es increíble. No quieras pensar lo que pasa por la mente de esas personas que tienen molestias y dolores en las piernas, en la espalda, en la columna vertebral, pero mayormente en las piernas.

No se trata de no buscar atención médica porque si otra cosa he aprendido es que al mínimo dolor, a la misma fiebrecita, al mínimo dolor de cabeza se esté en contacto con los médicos.

Pero después que uno regresa de ver al especialista, después de que te ha dado los medicamentos, hay que seguir el tratamiento.

Me he familiarizado con los medicamentos para el dolor, los analgésicos; sé sus nombres y cómo están formulados. Es importante saber cuáles son los medicamentos genéricos. Es importante conocer lo básico de cada uno de los medicamentos. Después de que uno se enferma hay que conocer que es lo que estamos ingiriendo, cómo va eso al cuerpo, cómo afecta al cuerpo, a cuales partes del cuerpo se dirigen los medicamentos.

Porque hay gente que están enfermas del esófago, les dan el medicamento para la úlcera, y ellos no entienden cómo funciona, cuales son las variedades de medicamentos para una condición particular.

He aprendido todo esto y también he aprendido a controlar lo que como. La dieta ha sido para mí interesante y bien beneficiosa. ¿Qué como yo? Yo como cerdo, yo como res, yo como ensaladas. Yo como de todo, pero en su medida. Y trato de saber de qué manera los alimentos y los medicamentos benefician mi cuerpo. Conozco la relación entre lo que como y la reacción positiva o negativa en mi cuerpo. Tengo consciencia de tener el control de mi cuerpo, y así es que debe ser la relación de todos los pacientes, entre ellos y sus cuerpos.

Pero los pacientes no siempre siguen las recomendaciones. Algunos obtenemos las recomendaciones médicas, pero después no les damos seguimiento como debe ser. Y yo creo que después de que uno ha pasado por una enfermedad, que ha pasado por quebrantos es importante controlar todo lo que tenga impacto en la salud. Para mí ha sido bien importante disfrutar y relacionarme con lo que me mejore, con lo que me haga sentir bien, con lo que yo sepa que me está ayudando. Es muy importante para mí reconocer que dentro de esos medicamentos y alimentos hay algunos que consideramos tabúes. Muchas veces esos tabúes no son lo más saludables, ni lo más recomendables para mantenernos sanos.

Entonces, ¿Cómo digo esto? Debe haber una estrecha relación entre el paciente y su cuerpo u organismo, porque somos los afectados, y luego, debe haber una relación estrecha entre el enfermo, los doctores, las enfermeras y los hospitales.

Yo he sido bendecido por Dios. Él me ha dado la facilidad ya con casi tres años de trasplante de corazón, de vivir una vida como cualquier ser humano. Como cualquier otro, con dolores todos los días, pero si disfrutando la vida.

El Control de los Medicamentos

Tomo eso sí, mis medicamentos. Hoy en día, tengo que tomar unos 24 medicamentos distintos al día. Los tomos divididos, en dos grupos, uno a las 9 de la mañana otro a las 9 de la noche (no permito que pasen de las 9:15 y en muy raras ocasiones he permitido que pasen de las 9:30). La ingesta de los medicamentos, al igual que la comida requiere que haya un balance de las horas. La puntualidad de las horas en que se toman los medicamentos es muy importante. Además, personalmente, al menos dos veces al día, me tomo la presión arterial, me hago la prueba de la glucosa y me inyecto la insulina de acuerdo a lo que sea necesario. Es decir, si los medicamentos te tocan tres veces al día, hay que mantener ese horario todos los días. Recomiendo, ser responsables con los horarios.

Yo administro mis medicamentos- yo mismo lo hago. Nadie al día de hoy, nadie absolutamente sabe de mis medicamentos más que yo y el personal médico del hospital, quienes tienen todos mis records.

Recibo un seguimiento extraordinario. Una doctora primaria me ve cada dos semanas, y mantengo una relación con el equipo de trasplante y con el Hospital Suburban.

En el Hospital Suburban los doctores me tratan el colesterol y estoy participando en un estudio. Allí está una enfermera a quien menciono con frecuencia, la señora Peggy Iraiola, a quien es todo un ángel.

También el Washington Hospital Center se ha convertido en mi segunda casa. Ahí me han enseñado a disfrutar de la alegría, a soportar el quebranto. A disfrutar de la fe y de la calidad de la relación tan amorosa que mantengo con el personal médico. Cuando me duele algo voy donde los médicos, pero cuando estoy bien, también estoy en relación con los médicos para mi seguimiento.

Y a la gente que muchas veces con pequeñas molestias como un simple dolor de cabeza. Hay quienes piensan que el mundo se está acabando, quiero decirles que el mundo no se acaba, la vida no se acaba porque uno tenga pequeñas molestias. Dios nos da la vida y debemos aceptarla, gozarla así tengamos problemas de salud.

Y si bien Dios te da la vida, uno tiene que querer vivir, y lo repito muchas veces, la bendición, los milagros hay que ayudarlos con una actitud superlativamente grande.

Yo quisiera decir tantas cosas, pero ahí está el secreto al día de hoy, obtuve el corazón de un ser humano, de una persona joven que vivía a más de 600 millas de distancia. Dios dijo "Ese corazón es para ti" y aquí lo tengo, estoy viviendo.

Y esa es la historia. Mi historia. Quiero que entiendan mi responsabilidad y el amor, el agradecimiento a ese donante y al personal responsable de mis cuidados ahora.

Siento reconocimiento por los médicos e investigadores en el campo de la salud. Al día de hoy, y es posible que por muchos años más, no invente un medicamento para el corazón, un procedimiento para el corazón, o un artefacto para el corazón que yo no haya utilizado. Pero también, el trabajo de investigación cardiaca indica que uno de los avances más prometedores es la tecnología de corazones artificiales.

Hasta ahora la gran limitante de esta tecnología ha sido la energía. El problema crítico ha sido cómo mantener una fuente de energía permanente para el funcionamiento de la máquina. Actualmente, la fuente de energía para los corazones artificiales es externa y se obtiene por medio de cables que se insertan en el cuerpo a través del estómago. El futuro de la tecnología reside en conseguir energía portable. Tan pronto esta tecnología avance, el trasplante de corazón no será tan necesario. Sin embargo, a pesar de las limitantes de ahora, yo tuve la dicha de disfrutar de esta tecnología y si necesitara, lo haría nuevamente, yo usaría nuevamente el corazón artificial en caso necesario.

El trasplante del corazón, como el elemento más distintivo de los trasplantes de órganos, permitió que yo conservara el don de la vida. Es lo máximo. Es la gran oportunidad de vida para las personas que sufren dolencias como la mía. Gracias a este procedimiento puedo decir que mi proceso para la recuperación de mi salud fue completo y es el pago del precio de la bendición.

De modo que, esta es mi historia. He pasado por la experiencia de vida de una manera extrema y compleja, enfrentando grandes retos médicos en compañía de grandes especialistas y un personal médico de alta calidad y muy humano iluminadas por el poder de Dios.

Ahora mi meta es vivir mi vida a plenitud.

EPÍLOGO

La lucha para vivir ha sido un éxito. Los grandes molinos de viento fueron conquistados. Vivo una vida independiente y normal apreciando la bendición de recibir la donación de un corazón. Valoro la oportunidad que se me ha dado y trato de reciprocar en mi contacto con la comunidad. El difícil camino hasta obtener la donación de un corazón incluyó 2 meses de hospitalización en el Hospital Suburban, 4 meses en el Hoy Cross, y un año en el Washington Hospital Center.

El proceso de recuperación del trasplante de corazón fue un calvario. Luego de superar la infección de todo el cuerpo y durante casi un año, mi cuerpo y el corazón no se acoplaban. Durante este periodo perdí el control de ciertas funciones, la incontinencia y la diarrea ocurrían tan frecuentemente solo salía de mi apartamento con bolsas plásticas, jabón anti-bacteria, y muchas toallas de papel. Aún durante los peores momentos, sonreía pues estaba vivo. Recibí la bendición de un corazón, estoy vivo y aprecio la oportunidad de continuar viviendo.

Desde mi recuperación, siento una apreciación mayor por la vida. Aprecio la lluvia, el sol, la nieve y las nubes, el salir del sol y el atardecer, el trinar de las aves y la suave brisa de las tardes.

Dedico mi vida a eventos comunitarios, a DonateLife y a otras instituciones relacionadas con trasplantes.

El resto de mi vida incluye dosis diarias de medicinas necesarias para sobrevivir, visitas regulares a médicos, exámenes frecuentes para el monitoreo de mi salud.

En mi memoria guardo los gestos humanitarios y el cariño de los profesionales que participaron y continúan participando en mi atención médica.

No me siento con autoridad para hablar de mi donante. Puedo decir a grandes rasgos que él y su familia son anglosajones de piel blanca y ojos azules, que nuestras afinidades de personalidad y comportamiento son extraordinarias, que hay coincidencias singulares en nuestras vidas, por ejemplo uno nació un 4 de enero y otro un 5 de enero con 25 años de diferencia... en otra oportunidad contaré las experiencias espirituales y emocionales que vivo relacionadas con el proceso de mi trasplante.

Recibí la oportunidad de obtener la donación de su corazón después de un largo periodo de espera, y después de haber estado a punto de ser trasplantado con el corazón de otra persona, un procedimiento que no se pudo hacer debido a mis problemas inmunológicos en aquel momento.

Entre la familia de mi donante y yo hay un lazo de unión muy fuerte que es el resultado del amor y la generosidad de una familia que ha practicado la solidaridad humana y ha permitido que la vida de su hijo, de alguna manera, se prolongue en mí.

Analizando toda mi historia, que he narrado en estas páginas con palabras sencillas y sentimiento de humildad, solo puedo decir que estoy vivo gracias al resultado de una cadena de amor que une a mucha gente. Y esto es lo que espero, que las personas que hayan leído mi historia comprendan que existimos en un mundo donde la esperanza es un milagro que puede ocurrir, y que todos, de un manera u otra pagamos por el simple hecho de vivir, el Precio de la Bendición.

ANEXOS

El Corazón

Definiciones, exámenes, procedimientos, diagnósticos, tratamientos, medicinas, etc.

Definiciones Importantes[8]

Sistema Eléctrico del Corazón[9]. En el tope del corazón hay un grupo de células llamadas el Nódulo Sinusal, o Nódulo Sinoauricular (SA). El cuerpo origina una corriente eléctrica en el Nódulo Sinusal, específicamente, en la cavidad superior derecha del corazón (la aurícula derecha). La corriente eléctrica del tope a la parte de abajo del corazón causando la contracción del mismo y bombeando la sangre. Si el corazón esta saludable y en reposo, el nódulo sinusal envía una señal eléctrica entre 60 y 100 veces por minuto.

Angioplastia, Stent, Arterioctomía. La angioplastia es la inserción de un tubito inflable que al expandirlo, permite abrir arterias coronarias (los vasos sanguíneos del corazón); el stent es un tubito flexible de malla que se inserta para mantener abierta la arteria coronaria del paciente. El stent se usa durante el procedimiento quirúrgico del tubito inflable llamado

---

[8] Fuentes:
http://www.nih.gov/
http://dictionary.reference.com/
http://www.rae.es/rae.html
[9] http://www.nhlbi.nih.gov/health/health-topics/topics/arr/

angioplastia; la arterioctomía se usa para aumentar o restaurar el flujo de sangre por los vasos sanguíneos. En la aterectomía se inserta una cuchilla en miniatura y con ella se raspa la pared interior de la arteria.

Ataque al Corazón se define como Infarto Agudo de Miocardio y ocurre cuando una sección del músculo llamado corazón se muere, o es dañada permanentemente por falta de oxígeno. La mayoría de los ataques al corazón son causados por coágulos que bloquean una arteria coronaria (los vasos sanguíneos que llevan sangre y oxígeno al músculo-corazón). Los síntomas mas comunes de un ataque al corazón son:

a. Falta de aliento (no poder respirar normalmente)
b. Tos
c. Sensación de mareo (vértigo)
d. Desmayo
e. Náusea o vómito
f. Sudor exagerado
g. Ansiedad

El ataque al corazón es un proceso que progresa deprivándolo de oxígeno y lesionando el músculo hasta el fin. La meta del tratamiento es detener la progresión del ataque reduciendo minimizando el trabajo que debe efectuar el corazón para permitir su recuperación.

Falla Cardíaca se define como una situación en la cual el corazón no bombea de manera eficiente de tal forma que es incapaz de circular suficiente sangre para la necesidad del cuerpo. La falla del bombeo de sangre puede causar que la sangre (que regresa al corazón por las venas) se estanque indebidamente en las venas causando acumulación de líquido en los tejidos y en los pulmones. La falla del corazón causada por acumulación de líquido se denomina "insuficiencia cardíaca congestiva." Las causas más comunes de Falla del Corazón son:

h. Enfermedad Arterial Coronaria. Estrechamiento de las arterias debido a la acumulación de placa
i. Cardiomiopatía. Enfermedad del músculo cardíaco que causa que el corazón pierda su eficiencia de bombeo
j. Presión arterial alta
k. Enfermedades de la válvulas cardíacas

La falla del corazón se trata de acuerdo con su causa y puede incluir cirugía de derivación coronaria, remplazo de la válvula, o trasplante de corazón.

Exámenes del Corazón, Procedimientos Diagnósticos

Biopsia del Corazón

La biopsia del corazón o biopsia del miocardio es la extracción de una muestra del tejido del corazón y se realiza durante un cateterismo cardíaco o un procedimiento similar. El procedimiento se efectúa en una sala de radiología, en el quirófano, o en el laboratorio de diagnósticos cardíacos del hospital. El paciente puede recibir un sedante antes del procedimiento para ayudarle a relajarse, pero permanecerá despierto y en capacidad de seguir instrucciones durante el examen. El procedimiento puede durar una o más horas.

El médico procede de la manera siguiente:

- → Limpia la piel y aplica un anestésico
- → Hace una incisión quirúrgica en el brazo, el cuello o la ingle
- → Inserta una sonda delgada (catéter) a través de una vena o arteria, dependiendo de si el tejido se va a tomar del lado izquierdo o derecho del corazón
- → Si la biopsia se realiza sin otro procedimiento, el catéter generalmente se coloca a través de una vena en el cuello y luego se lleva cuidadosamente hasta el corazón
- → Emplea imágenes de Rayos X movimiento (fluoroscopia) para guiar el catéter hasta el área correcta.
- → Una vez que el catéter está en posición, se utiliza un dispositivo especial con pinzas en la punta para extraer pequeños trozos de tejido del músculo cardíaco.

La Ventriculografía. Es un examen que mide la fuerza de contracción general del corazón (fracción de eyección). Igualmente puede identificar si una parte del miocardio se está moviendo de manera insuficiente, lo cual puede significar que hay un bloqueo en la arteria del corazón que lleva sangre a la parte dañada. En ésta, se utiliza líquido de contraste radiográfico para llenar la cámara de bombeo del corazón y evaluar su funcionamiento. Por lo regular, esto se hace al mismo tiempo que otros exámenes, como una angiografía coronaria.

Exámenes de Sangre. Se pueden realizar exámenes de sangre para determinar la concentración de ciertas sustancias en la sangre, como el potasio y la hormona tiroidea. Las concentraciones anormales de estas sustancias pueden aumentar las probabilidades de tener una arritmia.

Radiografía de Tórax. La radiografía de tórax es una prueba indolora con la que se obtienen imágenes de las estructuras internas del tórax, como el corazón y los pulmones. En esta prueba se puede ver si el corazón está aumentado de tamaño.

Ecocardiografía. En este examen se usan ondas sonoras para crear una imagen animada del corazón. La ecocardiografía proporciona información sobre el tamaño y la forma del corazón y sobre cómo están funcionando las cavidades y las válvulas.

También puede identificar zonas de mala circulación en el corazón, zonas de músculo cardíaco que no se estén contrayendo normalmente y lesiones anteriores del músculo cardíaco causadas por mala circulación.

Hay varios tipos de ecocardiografías; uno de ellos es la ecocardiografía de esfuerzo. Esta prueba se realiza antes y después de una prueba de esfuerzo. (Véase "Prueba de esfuerzo" a continuación). Por lo general, la ecocardiografía de esfuerzo se realiza para saber si la circulación del corazón está disminuida, lo cual es un signo de enfermedad coronaria.

La ecocardiografía transesofágica. (ETE) es un tipo especial de ecocardiografía con la que se obtienen imágenes del corazón a través del esófago. El esófago es el conducto que va de la boca al estómago.

Prueba de esfuerzo. Algunos problemas del corazón son más fáciles de diagnosticar cuando el corazón está trabajando mucho más y latiendo rápido. Durante la prueba de esfuerzo, el paciente hace ejercicio para que el corazón trabaje mucho y lata rápido mientras se realizan pruebas cardíacas. Si no puede hacer ejercicio, es posible que le den medicinas para hacer que el corazón trabaje más intensamente y lata con rapidez.

Entre las pruebas cardíacas que se realizan durante la prueba de esfuerzo se cuentan la gammagrafía cardíaca, la ecocardiografía y la tomografía por emisión de positrones del corazón.

Estudio electrofisiológico. Esta prueba se usa para evaluar las arritmias graves. Durante el estudio electrofisiológico se introduce un alambre delgado y flexible en una vena del brazo o de la ingle (la parte superior del muslo) y se pasa hasta el corazón. El alambre registra los impulsos eléctricos del corazón.

El médico puede usar el alambre para enviar estímulos eléctricos al corazón y causar una arritmia. Esto le permite ver si una medicina anti-arrítmica puede solucionar el problema.

Durante el estudio electrofisiológico se puede realizar una ablación con catéter, que es un procedimiento con el que se tratan ciertos tipos de arritmia.

Prueba de la mesa basculante. Esta prueba se usa a veces para tratar de hallar la causa de los desmayos. El paciente se acuesta en una mesa que pasa de posición horizontal a vertical. El cambio de posición puede hacer que el paciente se desmaye.

El médico observa los síntomas, la frecuencia cardíaca, el trazado del electrocardiograma y la presión arterial durante la prueba. También puede darle al paciente una medicina y ver cómo responde a ésta.

Angiografía coronaria. En la angiografía coronaria se usan un medio de contraste y rayos X especiales para mostrar el interior de las arterias coronarias. Para introducir el medio de contraste en las arterias coronarias, el médico emplea un procedimiento llamado cateterismo cardíaco.

Un tubo delgado y flexible llamado catéter se inserta en un vaso sanguíneo del brazo, la ingle (la parte superior del muslo) o el cuello. El tubo se hace avanzar luego hasta las arterias coronarias y el medio de contraste se inyecta en la sangre.

Mientras el medio de contraste fluye por las arterias coronarias se toman radiografías especiales. El medio de contraste le permite al médico estudiar la circulación de la sangre por el corazón y los vasos sanguíneos. De esta forma puede hallar bloqueos que puedan causar un ataque cardíaco.

Registrador Implantable subcutáneo. Este dispositivo detecta alteraciones del ritmo cardíaco. Se coloca bajo la piel del pecho en una intervención de cirugía menor.

El registrador Implantable subcutáneo les permite a los médicos determinar la razón de las palpitaciones o de los desmayos de una persona, especialmente si estos síntomas no suceden con mucha frecuencia. El dispositivo se puede usar por un tiempo de entre 12 y 24 meses.

Electrocardiograma

El electrocardiograma (ECG) es un examen sencillo e indolora que detecta y registra la actividad eléctrica del corazón. Es la prueba más común para el diagnóstico de las arritmias.

El electrocardiograma muestra qué tan rápido late el corazón y a qué ritmo (uniforme o irregular). También muestra la potencia y la sincronización de los impulsos eléctricos a medida que pasan por el corazón.

El electrocardiograma corriente registra sólo los latidos durante unos segundos. Este tipo de electrocardiograma no detectará las arritmias que no se presenten durante la prueba.

Para diagnosticar las arritmias que aparecen de vez en cuando, el médico puede pedirle que lleve un electrocardiógrafo portátil. Los dos tipos más comunes de electrocardiógrafos portátiles son el monitor de Holter y el monitor de eventos cardíacos.

El Monitor de Holter registra los impulsos eléctricos del corazón durante 24 o 48 horas. El paciente lo usa mientras realiza sus actividades cotidianas. Así el monitor puede registrar la actividad del corazón por un tiempo mayor que el de un electrocardiograma corriente.

El Monitor De Eventos Cardíacos se parece al monitor de Holter. El paciente lo usa mientras realiza sus actividades normales. Sin embargo, el monitor de eventos cardíacos sólo registra la actividad eléctrica del corazón en ciertos momentos durante el tiempo en que se está usando.

En muchos monitores de eventos, el paciente tiene que oprimir un botón para prender el monitor cuando siente síntomas. Otros monitores de eventos se prenden automáticamente cuando detectan ritmos cardíacos anormales.

Algunos monitores de eventos pueden enviar datos sobre la actividad eléctrica del corazón a una estación central de monitorización. Los técnicos de la estación revisan la información y se la envían al médico. El paciente también puede usar el aparato para informar sobre los síntomas que está presentando.

El monitor de eventos se puede usar por varias semanas o hasta que se presenten los síntomas.

Arritmia

Tratamiento, Medicinas, Procedimientos Médicos

Algunas arritmias se tratan con marcapasos. El marcapasos es un dispositivo pequeño que se pone bajo la piel del pecho o el abdomen para que controle los ritmos cardíacos anormales.

Los marcapasos tienen sensores que detectan la actividad eléctrica del corazón. Cuando el dispositivo detecta un ritmo cardíaco anormal, envía impulsos eléctricos para hacer que el corazón lata con una frecuencia normal.

Otras arritmias se tratan con una descarga eléctrica en el corazón. Este tipo de tratamiento se llama cardioversión o desfibrilación, según el tipo de arritmia que se esté tratando.

Algunas personas que corren el riesgo de sufrir fibrilación ventricular se tratan con un dispositivo llamado desfibrilador cardioversor implantable. Al igual que el marcapasos, el desfibrilador cardioversor implantable es un dispositivo pequeño que se coloca bajo la piel del pecho. Usa pulsos o descargas eléctricas para controlar arritmias potencialmente mortales.

El desfibrilador cardioversor implantable monitoriza constantemente el ritmo cardíaco. Si detecta una arritmia ventricular peligrosa, envía una descarga eléctrica al corazón para restablecer el ritmo cardíaco normal.

Una intervención llamada ablación por catéter se usa para tratar algunas arritmias si las medicinas no surten efecto. Durante el procedimiento se inserta un tubo delgado y flexible en un vaso sanguíneo del brazo, la ingle (parte superior del muslo) o el cuello. Luego ese tubo se guía hasta el corazón.

Una máquina especial envía energía a través del tubo hasta el corazón. Esta energía busca y destruye zonas pequeñas de tejido cardíaco en las que pueda iniciarse un ritmo cardíaco anormal. Por lo general, la ablación por catéter se realiza en un hospital durante el estudio electrofisiológico.

El médico puede recomendar una ecocardiografía transesofágica antes de la ablación por catéter para asegurarse de que no haya coágulos en las aurículas (las cavidades superiores del corazón).

Defibrilador Consulta CRT-D

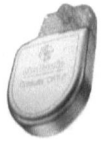

El CRT-D es un aparato **C**ardíaco (automático e inalámbrico) de **R**esincronización **T**erapeutica y de **D**efibrilación (o CRT-D)[10]; este aparato es también conocido como un defibrilador cardioversor implantable (DCI). El aparato se llama CRT porque da terapia de CRT-D resincronización, o sea que mueve ambos ventrículos simultáneamente bombeando la sangre con más eficiencia. El nombre también tiene la letra D cuando el aparato incluye un defibrilador (ver gráfico 1).

---

[10] http://www.medtronic.com/for-healthcare-professionals/products-therapies/cardíac-rhythm/cardíac-resynchronization-therapy-devices/consulta-cardíac-resynchronization-therapy-defibrillator-crt-d/

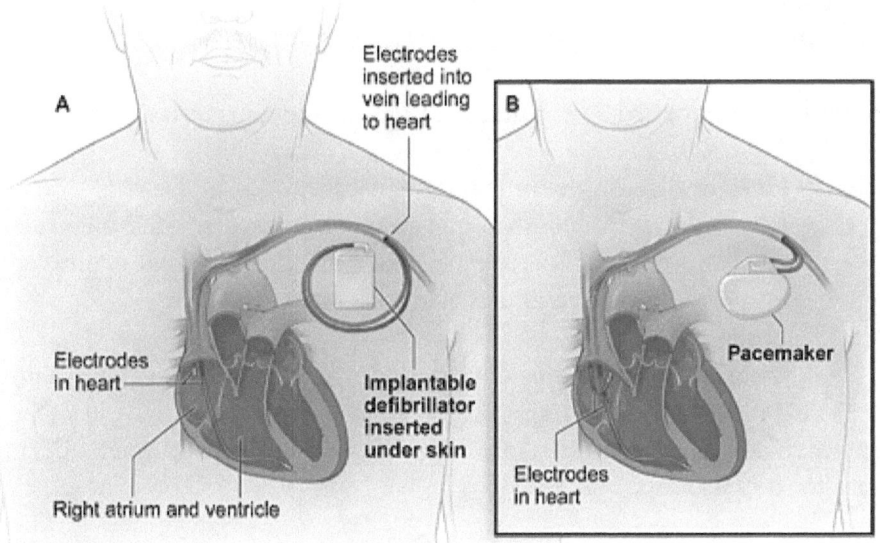

Gráfico 1

Cirugía

Los médicos tratan algunas arritmias con cirugía. Esto puede ocurrir si se va a hacer una cirugía por otro motivo, por ejemplo, para reparar una válvula del corazón.

Un tipo de cirugía para la fibrilación auricular se llama ablación en laberinto. En esta operación el cirujano hace cortes o quemaduras pequeñas en las aurículas. Estos cortes o quemaduras evitan que se diseminen los impulsos eléctricos desorganizados.

Si las arritmias se deben a la enfermedad coronaria, el médico puede recomendar una revascularización coronaria (llamada también bypass coronario. Esta cirugía mejora el flujo de sangre al músculo cardíaco.

Otros tratamientos

Estimulación Vagal es otro tipo de tratamiento para la arritmia. Consisten en ejercicios sencillos que a veces pueden detener o disminuir ciertos tipos de arritmias supraventriculares. Lo logran afectando el nervio vago, que ayuda a controlar la frecuencia cardíaca.

Entre las maniobras de estimulación vagal se encuentran las siguientes:

- La estimulación del reflejo de náuseas
- La maniobra de Valsalva, que consiste en taparse muy bien la nariz y la boca y soplar fuerte por la nariz sin dejar escapar el aire
- Sumergir la cara en agua helada
- Toser
- Cubrirse los párpados con los dedos y hacer presión suavemente

Las maniobras de estimulación vagal no son un tratamiento adecuado para todo el mundo.

Los tratamientos comunes para la arritmia abarcan medicinas, procedimientos médicos y cirugía. El médico puede recomendar tratamiento si la arritmia causa síntomas graves, como mareo, dolor en el pecho o desmayo. También puede recomendar tratamiento si la arritmia eleva el riesgo de presentar problemas como insuficiencia cardíaca, derrame cerebral (accidente cerebrovascular) o paro cardíaco súbito.

Medicinas

Se pueden usar medicinas para calmar un corazón que está latiendo demasiado rápido. También se pueden usar para convertir un ritmo cardíaco anormal en uno normal y uniforme. Las medicinas que cumplen estas funciones se llaman antiarrítmicos.

Algunas de las medicinas que se usan para disminuir las frecuencias cardíacas rápidas son los betabloqueantes (como el Metoprolol y el Atenolol), los bloqueantes de los canales del calcio (como el Diltiacem y el Verapamilo) y la Digoxina (digital). A menudo estas medicinas se usan para el tratamiento de la fibrilación auricular.

Algunas de las medicinas que se usan para restablecer el ritmo cardíaco normal son la Amiodarona, el Sotalol, la Flecainida, el Propafenón, la Dofetilida, la Ibutilida, la Quinidina, la Procainamida y la Disopiramida.

Con frecuencia estas medicinas causan efectos secundarios. Algunos de estos efectos secundarios pueden empeorar la arritmia o incluso causar otro tipo de arritmia.

Actualmente, ninguna medicina puede acelerar de manera confiable una frecuencia cardíaca lenta. Las frecuencias cardíacas que son anormalmente lentas se tratan con marcapasos.

Las personas que sufren fibrilación auricular y otras arritmias pueden recibir tratamiento con anticoagulantes. Estas medicinas disminuyen el riesgo de que se formen coágulos de sangre. La Warfarina (Coumadin®), el Dabigatrán, la Heparina y la Aspirina son ejemplos de anticoagulantes.

Las medicinas también pueden controlar los problemas médicos de fondo que pueden causar una arritmia, como la enfermedad coronaria o las enfermedades de la tiroides.

Condiciones Pre-existentes

¿Qué es una condición pre-existente? A un nivel muy básico, una condición pre-existente es una afección de salud física o mental, incapacidad o enfermedad que usted presenta antes de inscribirse en un plan de salud.

Imagino lo que está pensando: ¿podría ser entonces cualquier afección?

No existe una sola definición de una condición pre-existente. Los emisores de seguro médico y los planes de empleadores utilizan definiciones diferentes. Según su condición, se le puede negar la cobertura o cobrar una prima más elevada.

Algunos planes consideran que el acné, el asma o la hipertensión corresponden a una condición preexistente. Otros limitan su definición de condición pre-existente a cáncer o diabetes. En determinadas ocasiones puede que usted se haya recuperado de alguna condición, como ataques de depresión, pero aun así esto no lo favorecerá. Mientras que algunos estados limitan el tiempo pasado sobre el cual un asegurador puede buscar por condiciones pre-existente, otros estados no.

Las compañías de seguros privadas pueden elegir negar su solicitud de cobertura médica debido a una condición pre-existente, o acordar ofrecerle una póliza pero excluir los beneficios de cobertura asociados con ciertas condiciones pre-existentes. O la compañía de seguro puede cobrarle más debido a una condición preexistente.

Lo que significa esto es que si usted padece una condición preexistente, puede que se le niegue la cobertura o que no pueda pagarla.

La buena noticia es que, bajo la Ley del Cuidado de Salud a Bajo Precio, ya no se permitirá negar la cobertura o excluir beneficios debido a una condición preexistente. Para los niños menores de 19 años, esta nueva protección se aplicará para los planes que comiencen a partir de este otoño. Para el resto de las personas, esta protección regirá a partir del 2014. A partir del 2014, los aseguradores no podrán cobrarle primas más elevadas por padecer una condición preexistente. (Nota: a excepción de las pólizas familiares individuales de derechos adquiridos.)

En el caso de las personas con una condición preexistente, el nuevo programa del Plan de seguro para personas con condiciones preexistentes (PCIP[11], por sus siglas en inglés) ayudará a acortar la brecha hasta el 2014. Específicamente, el programa PCIP brindará cobertura médica a las personas con condiciones preexistentes que no hayan tenido seguro médico durante los últimos 6 meses y no hayan podido obtener un seguro a través de una compañía de seguros privada por padecer una condición preexistente.

Con PCIP, esos individuos podrán obtener cobertura al mismo valor que los individuos en general en sus estados. Y, con el nuevo programa PCIP, esa cobertura incluirá cobertura inmediata de servicios de atención médica relacionados con condiciones preexistentes.

El programa PCIP está disponible en todos los estados, pero la naturaleza exacta que ofrece el plan y cómo se demuestra la elegibilidad según la condición preexistente puede variar según el estado:

---

[11]   https://www.pcip.gov/

- En algunos estados, el programa es administrado por el Departamento de Salud y Servicios Humanos de los EE. UU. Si este es el caso en su estado y se le ha negado la inscripción o la cobertura de beneficios específicos debido a un trastorno de salud, tiene una condición preexistente que lo hace elegible.
- Algunos estados administran sus propios programas. Los distintos estados pueden usar métodos diferentes para determinar si usted tiene una condición preexistente.

El tema primordial es que si usted está interesado en un Plan de seguro para personas con condiciones prexistentes, debe comunicarse con el programa en su estado.

Nota: Aunque tenga una condición prexistente, el PCIP puede que no sea la mejor opción de seguro para usted. Por ejemplo, si ya tiene seguro, no sería elegible para inscribirse en el PCIP en su estado, o podría ser elegible para otro programa como Medicaid que podría ser una mejor opción para usted.

En general, asegúrese de consultar Buscador de seguros para conocer qué opciones están disponibles para usted y su familia.

Preguntas y Respuestas[12]

¿Cómo puedo solicitar el Plan de Seguro para Condiciones Preexistentes?

Visite la página Aplicar para obtener más información acerca de la solicitud.

¿Qué es una condición preexistente?

Una condición preexistente es una condición, discapacidad o enfermedad (mental o física) que usted tiene antes de inscribirse en el plan de salud.

---

[12] https://www.pcip.gov/FAQ_ES.html

¿El Plan de Seguros para Condiciones Preexistentes (PSCP) está disponible en todos los estados?

Sí, cada estado tiene un plan que ofrece cobertura de salud para los estadounidenses sin seguro con condiciones preexistentes. El nombre del programa y otros detalles del plan varían según el estado en que vive y si el programa es manejado por el estado o el Departamento de Salud y Servicios Humanos. Vea <u>Planes del Estado</u> para más información acerca del Plan de Seguro para Condiciones Preexistentes en su estado.

¿Cuándo comenzará mi cobertura?

Si recibimos su solicitud completa con todos los documentos requeridos, antes o en el 15 del mes, su cobertura empezará el primer día del mes siguiente. Si recibimos su solicitud completa con todos los documentos requeridos después del 15 del mes y antes o en el último día del mes, su cobertura empezara el primer día del segundo mes, a menos que elija a empezar su cobertura el primer día del mes siguiente. Si aprobamos su solicitud, le notifiquemos como elegir una fecha de entrada en vigor más pronto. Cobertura siempre empieza el primer día del mes.

Por ejemplo:

Recibimos su solicitud completa y documentos requeridos en el…	Su cobertura comienza…
1-15 de Marzo	1 de Abril
16-31 de Marzo	1 de Abril (o si pide que su cobertura comience más pronto)

¿Puedo aplicar para el Plan de Seguro para Condiciones Preexistentes si tengo cobertura médica actualmente?

Usted no es elegible a menos que haya estado sin cobertura de salud durante al menos los últimos seis meses. Por ejemplo, si usted tiene Medicare o TRICARE, usted no debe solicitar el programa. Además, si usted tiene cobertura de un fondo estatal de alto riesgo o cobertura de seguro que no cubra una condición médica preexistente, no debe aplicarse.

Si no tienen seguro médico y le han dicho que usted puede ser elegible para los programas de cobertura de otros como Medicaid o el Children's Health Insurance Program, debe buscar información sobre eses programas primero, porque pueden satisfacer la mayoría de sus necesidades. Si usted tiene cobertura de su empleo, o cobertura de seguro individual, no es elegible para aplicar.

¿Puedo aplicar para el Plan de Seguro para Condiciones Preexistentes si tengo COBRA or alguna otra continuación de cobertura?

No, aún si COBRA o alguna otra continuación de cobertura médica se va a terminar, usted no será elegible hasta haber estado sin cobertura por al menos seis meses y cumplir otros criterios de elegibilidad.

Actualmente tengo un seguro que excluye la cobertura de mi condición preexistente. ¿Soy elegible para este programa?

No. Para ser elegible para el Plan de Seguro para Condiciones Preexistentes, usted debe haber estado sin cobertura médica por al menos seis meses a partir de la fecha de aplicación.

¿Qué proveedores de servicios médicos están dentro de la red?

El Plan de Seguro para Condiciones Preexistentes tiene redes de proveedores que incluye un amplio rango de servicios y especialistas. Usted puede buscar proveedores participantes en www.PCIPlan.com

¿Hay un costo para esta cobertura?

Si es elegible para el Plan de Seguro para Condiciones Preexistentes, usted paga una prima mensual por la cobertura y otros costos compartidos. Para ver el costo de las primas en su estado, vaya a Planes Estatales.

¿Qué hago si no puedo pagar las primas?

Si tiene recursos e ingresos limitados, puede ser elegible para el programa Medicaid de su estado. Si está buscando cobertura de seguro para su niño, vaya a www.insurekidsnow.gov para aprender más acerca del seguro médico para niños en su estado www.insurekidsnow.gov.

¿Qué va a pasar con mi cobertura PCSP cuando el programa termina en 2014?

El Plan de Seguro Para Condiciones Preexistentes es un programa de transición que provee cobertura de salud a las personas con condiciones preexistentes. Este programa está disponible hasta el año 2014. En 2014, usted tendrá acceso a las opciones de seguro médico a través de un mercado competitivo llamado Canje. Canje proporcionará un mercado de seguros transparente y competitivo donde los individuos y las empresas pequeñas pueden comprar planes de salud asequibles y titulados. Los mercados le ofrecen una selección de planes de salud que cumplen ciertos beneficios y las normas de costos. Además, a partir de 2014, será ilegal para una compañía de seguros discriminar en contra de usted, basado en una condición preexistente. Si usted está inscrito en PSCP, le proporcionáramos información adicional acerca de cómo cobertura del PSCP va a cambiar y cómo usted puede aventajar de las nuevas opciones de cobertura disponibles en 2014.

¿Cómo está afectada mi cobertura de PSCP por las demandas contra el Departamento de Salud y Servicios Humanos con respeto a la Ley del Cuidado de Salud a Bajo Precio?

La Ley del Cuidado de Salud a Bajo Precio todavía es la ley y seguimos implementar la ley con atención y efectiva aplicación para mejorar la salud de todos los estadounidenses. La Ley del Cuidado de Salud a Bajo Precio creó el Plan de Seguro Para Condiciones Preexistentes, que está disponible para personas que son ciudadanos de EE.UU. o que residen legalmente en el país, tiene una condición preexistente o han sido negado la cobertura de salud a causa de su estado de salud, y han sido sin cobertura de al menos los últimos seis meses. Este programa estará disponible hasta 2014. En 2014, usted tendrá acceso a las opciones de seguro de salud a través de un mercado competitivo llamado Canje. Canje proporcionará un mercado de seguros transparente y competitivo donde los individuos y las empresas pequeñas pueden comprar planes de salud asequibles y titulados. Los mercados le ofrecen una selección de planes de salud que cumplen ciertos beneficios y las normas de costos. Además, a partir de 2014, será ilegal para una compañía de seguros discriminar en contra de usted, basado en una condición preexistente. Reconocemos la importancia del Plan de Seguro Para Condiciones

Preexistentes para usted y le notificáramos si hay cualquier cambio que pudiera afectar su cobertura.

¿Puedo cambiar mi opción del Plan?

No. Las personas que actualmente están inscritas no pueden cambiar sus opciones en este momento. Sin embargo, si usted vive en un estado donde las primas se redujeron, va a notar una reducción sin importar de la opción del Plan en que está inscrito usted actualmente.

¿Por qué no se cambiaron todas las primas?

Primas pueden variar depende en qué estado vive usted. Este cambio toma en cuenta las primas actualmente cobradas por aseguradores en el mercado individual por beneficios similares en cada estado, que generalmente varían de estado a estado.

EL PROGRAMA MEDICAID

Medicaid es un programa de asistencia médica manejado por el estado donde reside el beneficiario. Medicaid[13] paga las cuentas de tratamientos para la salud de personas de bajo ingreso, de personas que no pueden pagar el costo de tratamientos médicos, y que cumplen con otros requisitos. Los fondos de Medicaid provienen de dineros generados por impuestos del estado y del gobierno federal.

Medicaid cubre los siguientes grupos:

1. Personas de 65 o más años, o
2. Incapacitados, o
3. Ciegos, o
4. Menores de 21 años, o
5. Cuidando de un niño de su familia, en su casa, o
6. Embarazada, o
7. Padres de un niño soltero de menos de 21 años de edad

---

[13] http://mmcp.dhmh.maryland.gov/SitePages/Medicaid%20Eligibility%20and%20Benefits.aspx

Un empleado del Estado decide si la persona que solicite Medicaid se puede clasificar como miembro de uno de los grupos mencionados. Luego, el empleado el valor de todos los bienes del solicitante, por ejemplo:

- ✓ Dinero en efectivo
- ✓ Saldos en cuentas bancarias (cuentas corrientes, o de ahorros, en bancos o instituciones de ahorro)
- ✓ Acciones en el mercado de valores
- ✓ Bonos
- ✓ Fideicomisos
- ✓ Anualidades, y
- ✓ Cualquier otros fondos de ahorros o inversiones que estén en su nombre
- ✓ Pólizas de seguros
- ✓ Inmobiliaria (apartamento, casa, etc.)
- ✓ Botes
- ✓ Casas Móviles
- ✓ Artículos caros de su propiedad (obras de arte, joyas, etc.)

La lista de bienes excluye lo siguiente:

- ✓ El lugar de residencia (casa o apartamento)
- ✓ Propiedad personal (ropa, auto, muebles, televisor, etc.)

Existen dos categorías de elegibilidad, "Familia e Hijos", y "Ancianos, Ciegos y Discapacitados". Los requisitos para un solicitante son:

Miembros de Familia	**Familia e Hijos** Máximo Ingreso y Bienes	
	Ingreso Mensual	Bienes
1	$ 1,046	$ 2,500
2	$ 1,408	$ 3,000
3	$ 1,769	$ 3,100
4	$ 2,131	$ 3,200
5	$ 2,493	$ 3,300
6	$2,854	$ 3,400

La categoría **Ancianos, Ciegos o Discapacitados (ACD)** proveé asistencia médica apersonas de 65 años de edad o mayores, ciegos, discapacitados, o con una enfermedad mortal.

Miembros de Familia	ACD Máximo Ingreso y Bienes	
	Ingreso Mensual	Bienes
1	$ 350	$ 2500
2	$ 392	$ 3,000
3	$ 434	$ 3,100
4	$ 475	$ 3,200
5	$ 521	$ 3,300
6	$ 573	$ 3,400

Lista parcial de Servicios Médicos pagados por Medicaid[14] en el Estado de Maryland[15]:

→ Ambulancia, transporte por emergencia médica y servicio de silla de ruedas para furgonetas, camionetas, yipetas, etc.
→ Cirugías como paciente externo
→ Tratamientos odontológicos y dentadura postiza (para beneficiarios menores de 21 años)
→ Cuidado para personas diabéticas
→ Servicio domiciliario de agencias de salud
→ Tratamientos hospitalarios (pacientes internados y externos)
→ Exámenes de laboratorio y de Rayos X
→ Equipos, instrumentos médicos
→ Servicio de oxígeno y otros equipos respiratorios
→ Servicio farmacológico (medicinas, recetas médicas, etc.)
→ Consultas médicas

---

[14] http://mmcp.dhmh.maryland.gov/SitePages/Medicaid%20Eligibility%20and%20Benefits.aspx
Nota: esta cobertura puede ser cambiada por razones presupuestales del Estado
[15] Para información, llamar a MedicaidHotline 410-767-5800, o al 800-492-5231

→ Transporte a lugares que proveen servicios autorizados por Medicaid

INFORMACION GENERAL SOBRE LOS HOSPITALES

Hospital Suburban

El Hospital Suburban[16] es parte del conglomerado Jonhs Hopkins Medicine (que a su vez es propiedad del Johns Hopkins Health System). El Suburban[17] es una institución sin fin de lucro fundada en 1943 en el Condado Montgomery de Maryland.

El Hospital Suburban[18] inició su servicio a la comunidad del Condado Montgomery en Maryland desde el año 1943. En Junio 30, 2009 el hospital ingresó al sistema de Jonhs Hopkins. Además de ser designado como uno de los nueve centros para tratamiento de trauma en el condado, el Suburban está afiliado con los Institutos nacionales de la Salud (NIH).

Datos Importantes acerca del Hospital Suburban

El Hospital Suburban Hospital ofrece cuidado intensivo en las áreas más importantes de la medicina con excepción de la Obstétrica.

- El Suburban tiene

    o Más de 900 médicos
    o 233 Camas para pacientes (Julio, 2011)
    o Más de 450 enfermeras
    o Más de 430 voluntarios
    o Más de 1,400 empleados

- En el año fiscal que terminó en Junio 30, 2011:

    o 14, 218 pacientes fueron internados
    o Visitas a la sala de Emergencias: 43,749

---

[16] http://www.hopkinsmedicine.org/about/
[17] http://www.suburbanhospital.org/
[18] http://www.suburbanhospital.org/About/

- Cirugías a pacientes externos: 6,683
- Los servicios ofrecidos de más importancia son:
  - Cirugía Cardíaca
  - Angioplastia
  - Internado de pacientes para servicio de diagnosis
  - Tratamiento de Emergencia para derrames cerebrales

La evaluación del Hospital Suburban conducida por "Health Grades[19]" que la sobrevivencia de pacientes afectados por malestares cardíacos fue la esperada con excepción de los pacientes con falla del corazón. Para ellos, la sobrevivencia después de seis meses de tratamiento fue mejor que la esperada dándole un galardón de "excelente" al Suburban (ver Tabla 1.)

Tabla 1

	Sobrevivencia de Pacientes: Hospital		
Angioplastia y Stent	Interno en el Hospital	1 mes después	6 meses después
Actual	97.91%	96.78%	93.09%
Prevista	97.91%	96.97%	93.83%
Ataque al Corazón	Interno en el Hospital	1 mes después	6 meses después
Actual	92.73%	85.86%	75.96%
Prevista	90.19%	85.74%	75.25%
Falla del Corazón	Interno en el Hospital	1 mes después	6 meses después
Actual	95.97%	(not available)	70.62%
Prevista	93.21%	(not available)	65.61%

---

[19] http://www.healthgrades.com/hospital-directory/maryland-md/suburban-hospital-hgst32857767210022

Hospital Holy Cross

El hospital Holy Cross[20] fue fundado en el año 1963 por las hermanas de la Santa Cruz, y es miembro de "Trinity Health System[21]," una empresa sin fin de lucro cuyo propietario es la organización católica Holy Cross Sisters en los Estados Unidos. De acuerdo con la información presentada en el informe del año fiscal del 2011[22], las características del hospital son:

Camas	455 (Servicios para adultos, niños, bebes)
Empleados	3,200
Médicos	1,200
Pacientes	188,980
Citas de Pacientes Externos	170,317
Paciente en la Sala de Emergencias	88,121
Nacimientos	8,538

El hospital ha sido evaluado por "Health Grades[23]," una organización que evalúa y compara la sobrevivencia de pacientes internados, la sobrevivencia de pacientes un mes después y seis meses después de ser hospitalizados. En aspectos relacionados con el corazón, Holy Cross clasifica como un hospital de confianza para la sobrevivencia de sus pacientes y con resultados entre lo previsto y excelente. Ver en la Tabla 1 ejemplos de la clasificación de Holy Cross en algunas categorías relevantes.

---

[20] Ver: Maryland Hospital Performance Evaluation Guide http://mhcc.maryland.gov/consumerinfo/hospitalguide/hospital_guide/reports/find_a_hospital/facility_info.asp?hospital_nm=210004
And: http://www.holycrosshealth.org/about-us

[21] Trinity es uno de los sistemas de salud católicos mas grandes de los EEUU. El Sistema Trinidad tiene operaciones en diez estados, posee 49 hospitales de cuidado intensivo, 432 locales para servicio a pacientes externos, 32 lugares que ofrecen cuidado médico a largo plazo y numerosos consultorios de salud y programas de hospicio. Ver: http://www.trinity-health.org/

[22] Ver: http://www.holycrosshealth.org/about-us

[23] Ver: http://www.healthgrades.com/hospital-directory/maryland-md-baltimore/hospital-awards-HGST11857767210004/user_agreement?

Los tratamientos Cardíacos más importantes son:

1. Angioplastia, Stent, Aterectomía. La angioplastia es la inserción de un tubito inflable que al expandirlo, permite abrir arterias coronarias (los vasos sanguíneos del corazón); el stent es un tubito flexible de malla que se inserta para mantener abierta la arteria coronaria del paciente. El stent se usa durante el procedimiento quirúrgico del tubito inflable llamado angioplastia; la aterectomía se usa para aumentar o restaurar el flujo de sangre por los vasos sanguíneos. En la aterectomía se inserta una cuchilla en miniatura y con ella se raspa la pared interior de la arteria.

2. Ataque al Corazón se define como Infarto Agudo de Miocardio y ocurre cuando una sección del músculo llamado corazón se muere, o es dañada permanentemente por falta de oxígeno. La mayoría de los ataques al corazón son causados por coágulos que bloquean una arteria coronaria (los vasos sanguíneos que llevan sangre y oxígeno al músculo-corazón). Los síntomas más comunes de un ataque al corazón son:

    a. Falta de aliento (no poder respirar normalmente)
    b. Tos
    c. Sensación de mareo (vértigo)
    d. Desmayo
    e. Náusea o vómito
    f. Sudor exagerado
    g. Ansiedad

    El ataque al corazón es un proceso que progresa deprivándolo de oxígeno y lesionando el músculo hasta el fin. La meta del tratamiento es detener la progresión del ataque reduciendo minimizando el trabajo que debe efectuar el corazón para permitir su recuperación.

3. Falla del Corazón. Se define como una situación en la cual el corazón no bombea de manera eficiente de tal forma que es incapaz de circular suficiente sangre para la necesidad del cuerpo. La falla del bombeo de sangre puede causar que la sangre (que regresa al corazón por las venas) se estanque indebidamente en

las venas causando acumulación de líquido en los tejidos y en los pulmones. La falla del corazón causada por acumulación de líquido se denomina "insuficiencia cardíaca congestiva." Las causas más comunes de Falla del Corazón son:

a. Enfermedad Arterial Coronaria. Estrechamiento de las arterias debido a la acumulación de placa
b. Cardiomiopatía. Enfermedad del músculo cardíaco que causa que el corazón pierda su eficiencia de bombeo
c. Presión arterial alta
d. Enfermedades de la válvulas cardíacas

La falla del corazón se trata de acuerdo con su causa y puede incluir cirugía de derivación coronaria, remplazo de la válvula, o trasplante de corazón.

Tabla 1

Sobrevivencia de Pacientes			
Angioplastia y Stent	**Interno en el Hospital**	**1 mes después**	**6 meses después**
Actual	87.72%	87.72%	85.96%
Prevista	91.43%	88.64%	83.94%
Ataque al Corazón	**Interno en el Hospital**	**1 mes después**	**6 meses después**
Actual	84.44%	79.11%	69.33%
Prevista	97.44%	81.49%	68.26%
Falla del Corazón	**Interno en el Hospital**	**1 mes después**	**6 meses después**
Actual	96.32%	(not available)	73.06%
Prevista	94.65%	(not available)	70.64%

Washington Hospital Center

El hospital ha sido evaluado por "Health Grades[24]," una organización que evalúa y compara la sobrevivencia de pacientes internados, la sobrevivencia de pacientes un mes después y seis meses después de ser hospitalizados. En aspectos relacionados con el corazón, Holy Cross clasifica como un hospital de

El Centro Hospitalario MedStar Washington[25] (WHC) fue fundado en 1958 como una entidad sin fin de lucro dedicada a la enseñanza e investigación médica. EL WHC unió los hospitales Emergencia, Garfield, y el Episcopal de la Nariz, Garganta y Oídos que habían sido creados en las décadas subsequentes a la Guerra Civil[26].

El WHC fué la germinación de una idea de Eleanor Tydings Ditzen, Bessie Huidekoper, y Elysabeth Welsh. Las damas visionarias fueron voluntarias de los hospitales durante la Segunda Guerra Mundial. La visión fue apoyada por el Presidente de la República Harry S. Truman quien en 1943 firmó la Ley Pública 648 facilitando así la creación del WHC.

La vieja capilla del Hospital Episcopal fue mudada en forma intacta al sitio de construcción del WHC convirtiéndose hoy en día, en una capilla interreligiosa.

En la década de los años 60 se inició la cateterización Cardíaca. Los cirujanos y técnicos tuvieron que crear sondas o catéteres para cada paciente derritiendo tubitos de plástico. También les tocó utilizar cuerdas de guitarra como guías para llevar la sonda por las arterias.

---

[24] Ver: http://www.healthgrades.com/hospital-directory/maryland-md-baltimore/hospital-awards-HGST11857767210004/user_agreement?
[25] http://www.whcenter.org/body.cfm?id=155
[26] Los tres hospitales fueron creados:
Emergencia en 1871 bajo el nombre "The Central Dispensary Hospital
Garfield Memorial en 1884
Episcopal en 1897

En el año 1982, WHC inauguró el servicio de angioplastia y exitosamente completó 6 ese año. En la actualidad, el WHC hace más de 15 mil cateterizaciones Cardíacas anualmente; la tercera parte de las cateterizaciones son angioplastias.

Información del año fiscal del 2011 indica que WHC:

- Tiene 926 camas
- Atendió 411,514 pacientes externos
- Tuvo 40,192 pacientes hospitalizados
- Nacieron 4,079 bebes en su ala obstétrica
- Tiene 1,407 médicos
- Tiene más de 300 estudiantes de medicina cada año en más de 28 programas de Residencia Clínica
- Tuvo 7,725 pacientes internados con problemas cardíacos, 1,670 cirugías Cardíacas
- Tiene el Programa de Trauma MedSTAR, uno de los mejores de todo el país al "Nivel 1 de choque/trauma". El departamento de tratamiento de traumas tuvo 2,271 pacientes internados
- El servicio de ambulancia con helicóptero tuvo 2,157 misiones/vuelos de emergencia médica
- Proveyó atención hospitalaria sin recibir compensación alguna, por $107.2 millones de dólares ($22.1 millones en servicio de caridad y $85.1 millones en deudas incobrables.

ARTICÚLOS PERIODÍSTICOS

Buena Gente

Georgie Rosario, La Voz De Una Nueva Vida
Escrito por Rosalinda Delgado

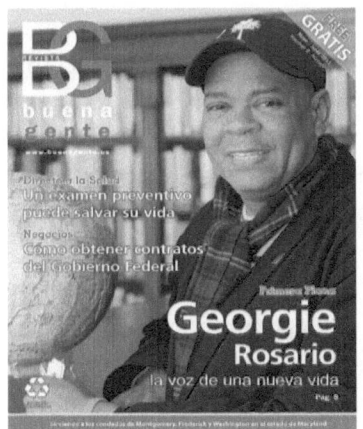

Su voz es inconfundible y si usted es de aquellos que le gusta escuchar la radio al medio día; es posible que haya escuchado la voz inconfundible de Georgie Rosario en el 1600 AM en su programa diario, De todo un poco. Georgie lleva a la comunidad del condado de Montgomery un mensaje diario de ayuda y motivación en español. Lo acompañan religiosamente los abogados Luís Salgado y Joseph Malouf, pero son muchos los líderes y empresarios que se han dirigido a la comunidad a través de su programa.

Georgie comenzó en la radio a los 13 años en la República Dominicana, país que lo vio nacer. Ha tenido programas radiales en Nueva York, Florida y Puerto Rico. Ha sido locutor, narrador deportivo, maestro de ceremonias y hasta cantante. En Nueva York, llegó a grabar tres discos de larga duración con la Orquesta Imágenes en los años 80; pero su pasión siempre ha sido la radio.

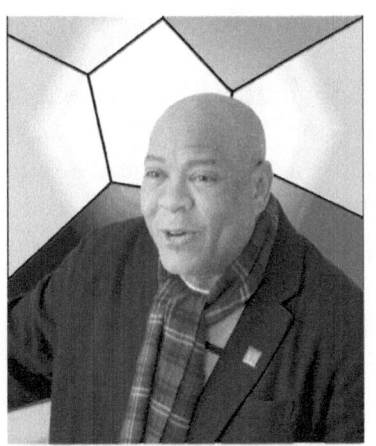

Como sus radioescuchas saben, Georgie recibió un nuevo corazón mediante un trasplante. El corazón fue donado por la familia de un joven de 30 años que falleció repentinamente. Todo comenzó tres años atrás cuando Georgie sintió unos síntomas que nunca había experimentado. Se sentía cansado y todo lo que hacía o trataba de hacer, lo dejaba sin aliento. Al visitar al médico y luego de varias pruebas exhaustivas, recibió un diagnóstico inesperado: Fallo Cardíaco congestivo o

Insuficiencia Cardíaca. Este mal, se refiere a la incapacidad del corazón de bombear suficiente sangre oxigenada a las células del organismo. Es más común en hombres que mujeres y usualmente afecta a personas entre las edades de 45 a 75 años de edad. "Nunca en mi vida había estado enfermo, jamás había visitado una clínica, fue un gran golpe para mí, recibir esta aterradora noticia, mi corazón estaba funcionando a un 7% de su capacidad, mis pulmones no podían producir oxígeno, y para colmo, no tenía seguro médico" comenta Rosario.

Hospitalizado por meses y sin poder trabajar, Georgie perdió su casa y sus ingresos. Fue discapacitado por los médicos y pudo entonces recibir asistencia médica del gobierno. "Viví en el hospital por ocho meses y tuvieron que ponerme un corazón artificial pues la lista de personas en espera para un trasplante de corazón a nivel nacional es de 3,183. Sólo en el área metropolitana de Washington, DC, hay 259 personas esperando un corazón donado"

El corazón artificial es un aparato altamente perfeccionado con los años. Opera con un motor de dos libras, que utiliza baterías, conectado a un tubo o alambre que sale de la cavidad abdominal. El paciente carga las baterías en una pequeña mochila y las cambia y recarga cada cierta cantidad de horas. El corazón artificial es una excelente alternativa pues le devuelve la vitalidad al paciente y el aparato puede durar algunos 8 años. "Pude regresar a mi casa, y vivir una vida bastante normal. Tenía más energía y cargaba con mis baterías a todas partes. En mi casa, tenía un generador donde cargaba las baterías y me conectaba a él cuando estaba en casa a través de un tubo larguísimo que me permitía moverme por todo el apartamento sin tener que cargar la mochila"

Milagrosamente, hace poco más de un año, el dominicano locutor recibió una llamada del Washington Hospital pidiéndole que se presentara al hospital inmediatamente pues había aparecido un corazón que cumplía con los criterios que los médicos habían estipulado para él. Era un pareo perfecto, 'a perfect match'. "Yo estaba dispuesto a recibir un corazón donado, Dios me lo había enviado y yo debía recibirlo. Sabía que podría haber rechazo, especialmente durante las primeras semanas, por eso tuve que tomar medicamentos anti-rechazo" Los médicos le habían hablado de las probabilidades de rechazo durante el primer año posterior al trasplante, pero luego del año las expectativas de vidas aumentarían. El 80% de los pacientes que reciben un trasplante de órganos viven más de cinco años.

"Tener el corazón de otra persona es una inmensa responsabilidad. Saber que alguien perdió su vida y te regalo su corazón es algo muy grande, es un sentimiento inexplicable. Tengo que lograr que este corazón siga latiendo dentro de mí pues he sido bendecido con él. Ahora pienso constantemente en la importancia de vivir, de respirar, de estar saludable y en armonía. He vuelto a nacer"

Siguiendo su misión como locutor, llevando información y mensajes positivos a la comunidad, Georgie tiene un nuevo mensaje. Se ha comprometido con la organización Washington Regional Transplant Community (WRTC, por sus siglas en inglés) y su campaña Done Vida, para llevar un mensaje de vida a la comunidad de Metro Washington. Acude a eventos como embajador del programa y con la voz extraordinaria y elocuente que Dios le ha dado, habla sobre la importancia de ser donador de órganos.

De acuerdo a información publicada por WRTC, hay más de 1,800 personas en espera de órganos donados en el área metropolitana de Washington, DC. A nivel nacional, la cifra sobrepasa los 110,000. La necesidad mayor es de riñones, siguiendo en segundo lugar hígados y luego, páncreas, intestinos, corazones, y pulmones. Hay más de 2,300 personas esperando por dos órganos: corazón-pulmón o riñón-páncreas. También, hay otros órganos y tejidos que pueden ser donados como, por ejemplo: ojos, córneas, válvulas del corazón, huesos, ligamentos y hasta la piel. Igualmente, hay órganos y tejidos que pueden ser donados mientras el donante está vivo, como un riñón, un pedazo del hígado, la medula ósea, la piel y la sangre.

Georgie Rosario no dudó en aceptar la invitación para ser embajador de Done Vida. Utiliza el poder de su armoniosa voz para dar charlas y presentaciones sobre la donación de órganos. Por este medio desea invitar a la comunidad hispano hablante a inscribirse como donantes de órganos. "Esto se puede hacer fácilmente en la Administración de Vehículos Motorizados (MVA) cuando uno renueva la licencia de conducir o en la Internet, visitando los sitios Web: www.donatelifemaryland.org en

Maryland, en DC: www.donatelifedc.org y en Virginia: www.save7lives.org"

Según WRTC, 18 personas mueren diariamente esperando un trasplante de órganos. Contrariamente, 120 nombres son añadidos diariamente a la lista de espera. Sin embargo, la lista de donantes de órganos no aumenta, sólo el 50% de las personas elegibles para donar, están inscritos como donantes.

Georgie Rosario tiene una nueva misión en su vida, sus prioridades han cambiado y valora su vida en otros términos. "El éxito no siempre está en lo material. El triunfo está en la calidad de vida, el regalo de este corazón ajeno que late dentro de mí y que fue difícil conseguir. No hay mejor regalo que el de vivir, es una verdadera bendición. Ahora no necesito nada, lo material no importa, mi vida es sencilla, sin lujos. No me interesa tener dinero pues tengo algo mucho más preciado, tengo una nueva vida"

Washington Hispanic

Fantástica Historia Protagoniza Hispano George Rosario; Vive y Trabaja con un Motor en el Corazón
Victor Caycho

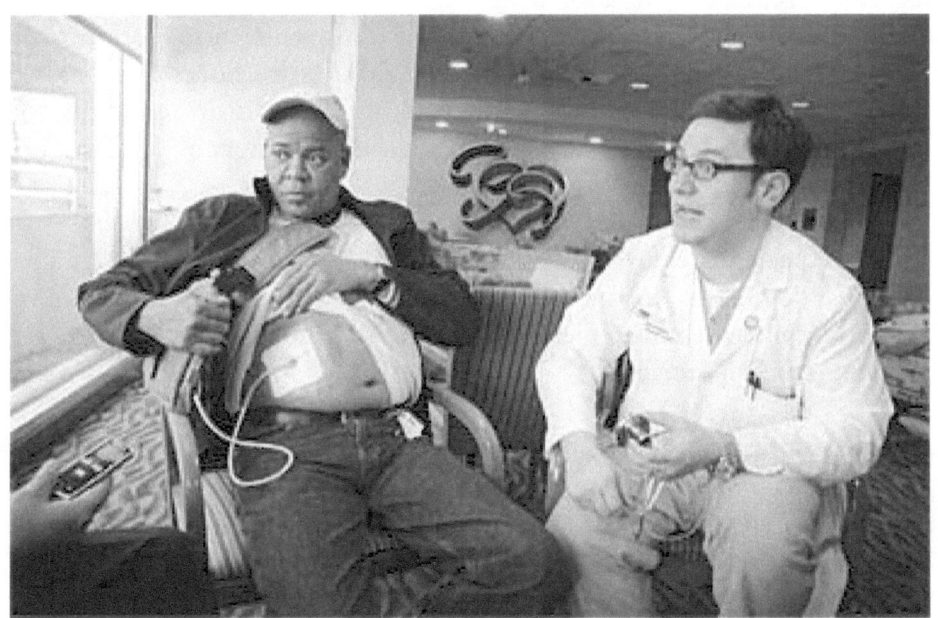

George Rosario (izq.) lleva un cordón desde el exterior, que se prolonga hasta el motor que va unido al corazón enfermo, como lo muestra a su derecha el médico George Ruiz, del Washington Hospital Center. foto: Álvaro Ortiz / Washington Hispanic

Cuando George Rosario, de 53 años, llegó al Washington Hospital Center este año, era un hombre desfalleciente, desmoralizado, irreconocible y sin ánimo para nada. "Sentía que estaba muerto, no tenía apetito y en los meses anteriores pesaba solamente 130 libras… ¡había bajado más de 70 libras en poco tiempo!", afirmó, al ser entrevistado el pasado martes 22 por Washington Hispanic.

Ahora Rosario es otro hombre. Ha vuelto a pesar sus habituales 200 libras y su comportamiento ha mejorado mucho. "Gracias a Dios y a los doctores y enfermeras del Washington Hospital Center no sólo he vuelto a vivir sino a gozar de esta nueva oportunidad de vida", señaló.

Rosario, nacido en la República Dominicana pero con 40 años en Estados Unidos, es virtualmente un "hombre biónico". Lleva un dispositivo mecánico injertado en abril a su ventrículo izquierdo por el doctor Stephen Boys, un corazón artificial cuyo motor se encuentra en el interior de su cuerpo, girando en el vacío –para evitar las fricciones metálicas- a una enorme velocidad, a fin de impulsar los cinco litros de sangre por minuto que se distribuyen normalmente a todos los órganos y el resto del cuerpo humano de Rosario.

Junto al paciente estuvo el doctor George Ruiz –también de origen hispano, de madre cubana y padre colombiano-, quien es miembro del privilegiado equipo científico y explicó el funcionamiento del ultramoderno mecanismo.

Rosario confiesa que después de la operación a la que fuera sometido a principios de abril de este año se sintió "muy extraño" al saber que llevaba un aparato de dos libras y media de peso junto al corazón enfermo, y además con un tubo que salía al exterior, insertado a un centro computarizado, el cual controla minuto a minuto el ritmo Cardíaco. "Me sentí mal y hasta cometí la locura de intentar suicidarme, desconectando la máquina que va al corazón… pero el doctor Ruiz me salvó, él es uno de los médicos a quienes agradezco por estar vivo y fue él quien me jaló las orejas y me impulsó a amar la vida", expresó.

El doctor Ruiz, riendo, confirmó ese hecho. "Hablé con él y le dije que eso es frecuente en personas con problemas Cardíacos, que se han enfrentado con la muerte, y tienen esos momentos de pánico", explicó.

"Gracias a Dios, George tuvo la fortaleza interna de sobrepasar esa etapa y ahora está volviendo a lo que realmente ama, que es contribuir con su comunidad y ayudar a que las personas piensen de una manera diferente", añadió el galeno.

Solución temporal

Ruiz aseguró que su paciente ha recibido "todo lo que tenemos en este momento para mejorar su vida, desde medicamentos especiales y luego este mecanismo para esperar un trasplante".

Al respecto, recordó que en toda la nación se hacen unos 2.000 trasplantes de corazón al año, pero que el número de donantes sigue siendo reducido. "Afortunadamente estos mecanismos, como el implantado a Rosario, ayudan a que los pacientes empiecen a mejorar antes de que reciban el trasplante y dan más tiempo hasta que llegue un donante", expresó.

"Gracias al nuevo dispositivo, el Fallo Cardíaco se controla, porque la máquina que está fuera del cuerpo le ayuda y el paciente mejora, se le abre el apetito y se pone más gordito y saludable, en condiciones para recibir el trasplante de corazón", indicó el médico.

El Mecanismo de Apoyo al Ventrículo Izquierdo tiene 4 partes.

La primera es la que se cose al corazón, cuya función es actuar como repositorio de sangre que es chupada por la tubería, que contiene una cámara principal que da 9.000 rotaciones por minuto.

Luego sale una válvula que se conecta a la aorta, extrae la sangre del ventrículo izquierdo, y la bombea a través de la cámara.

La cuarta parte del mecanismo es una cuerda que es conectada a la batería y control exterior.

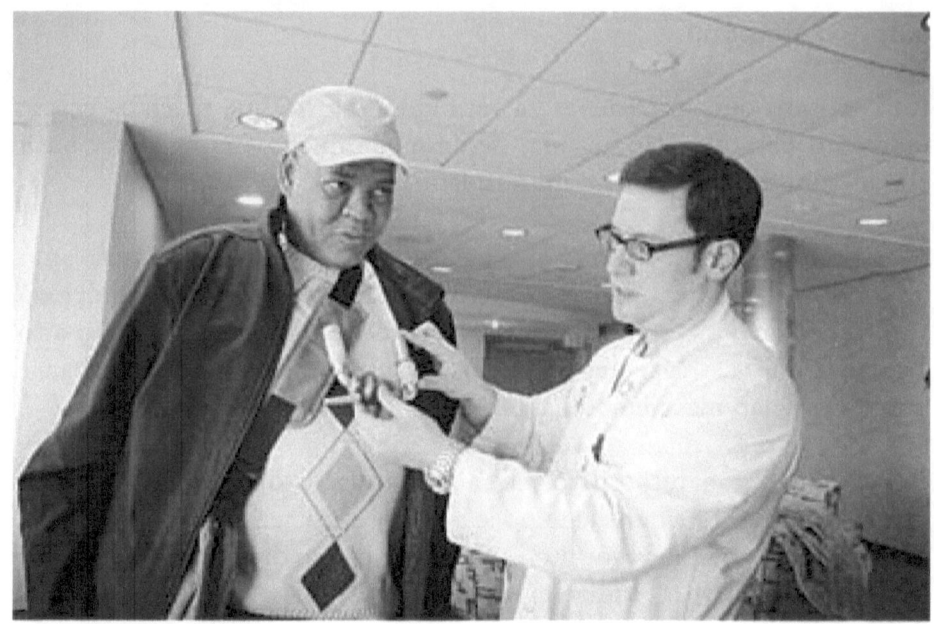

Más de 100.000 dólares cuesta solamente el motor del mecanismo de apoyo al ventrículo izquierdo colocado en el paciente George Rosario. foto: Álvaro Ortiz / Washington Hispanic

Eso sí, el paciente debe y estar pendiente con las baterías, que tiene que ir cambiando constantemente.

From: http://www.washingtonhispanic.com/Passissues/paper12_25_9/html/portadita.html

Oficinas de Ayuda e Información

American Heart Association
7272 Greenville Avenue Dallas, TX 75231-4596 Phone: 1-800-242-8721 Internet address: www.americanheart.org

American Medical Association
515 North State Street Chicago, IL 60610 Phone: 312-464-5000 Internet address: www.ama-assn.org

American Society of Multicultural Health and Transplant Professionals
700 N. 4th Street Richmond, Virginia 23219 Phone:1-866-ASMHTP (1-866-276-4871) E-mail: info@asmhtp.org Internet address: http://www.asmhtp.org/

Association of Organ Procurement Organizations
1364 Beverly Road, Suite 100 McLean, VA 22101 Phone: 703-556-4242 E-mail: aopo@aopo.org Internet address: www.aopo.org

Children's Organ Transplant Association
2501 COTA Drive Bloomington, IN 47403 Phone: 1-800-366-2682 E-mail: cota@cota.org Internet address: www.cota.org

Donate Life America
700 North 4th Street Richmond, VA 23219 Phone: 804-782-4920 E-mail: donatelifeamerica@donatelife.net Internet address: www.donatelife.net

Living Bank
P.O. Box 6725 Houston, TX 77265-6725 Phone: 1-800-528-2971 or 713-528-2971 E-mail: info@livingbank.org Internet address: www.livingbank.org

Latino Organization for Liver Awareness
P.O. Box 842 Throggs Neck Station Bronx, NY 10465 Phone: 1-888-367-5652 E-mail: mdlola@aol.com Internet address: www.lola-national.org

National Minority Organ and Tissue Transplant Education Program
Ambulatory Care Center 2041 Georgia Avenue, NW, Suite 3100 Washington, DC 20060 Phone: 1-800-393-2839 Internet address: www.nationalmottep.org

Organ Procurement and Transplantation Network (OPTN)
United Network for Organ Sharing (UNOS) 700 North 4th Street Richmond, VA 23219 Phone: 804-782-4800 Internet address: www.unos.org

Scientific Registry of Transplant Recipients (SRTR)
Arbor Research Collaborative for Health 315 West Huron, Suite 260 Ann Arbor, MI 48103 Phone: 734-665-4108 E-mail: mail@ustransplant.org Internet address: www.ustransplant.org

U. S. Department of Health and Human Services
Health Resources and Services Administration Healthcare Systems Bureau Division of Transplantation 5600 Fishers Lane, Room 12C-06 Rockville, MD 20857 Phone: 301-443-7577 E-mail: rlaeng@hrsa.gov Internet address: www.organdonor.gov

Ayuda Económica
Algunas de las oficinas que pueden ofrecer ayuda para pacientes de trasplantes

Air Care Alliance
Byerly Terminal 6100 W. Dirksen Parkway, Suite 302 Peoria, IL 61607 Phone: 1-888-260-9707 E-mail: mail@aircareall.org Internet address: www.aircareall.org

American Organ Transplant Association
P.O. Box 441766 Houston, TX 77244 Phone: 281-493-2047 E-mail: info@a-o-t-a.org Internet address: www.a-o-t-a.org

Angel Flight
4620 Haygood Road, Suite 1 Virginia Beach, VA 23455 Phone: 1-800-296-3797 or 757-318-7149
Internet address: www.angelflightmidatlantic.org

Children's Organ Transplant Association
2501 West COTA Drive Bloomington, IN 47403 Phone: 1-800-366-2682 Internet address: www.cota.org

Medicare Hotline
Phone: 1-800-633-4227 Internet address: www.medicare.gov

National Foundation for Transplants
5350 Poplar Avenue, Suite 430 Memphis, TN 38119 Phone: 1-800-489-3863 Internet address: www.transplants.org

National Insurance Consumer Helpline
Phone: 1-800-942-4242

National Organization of Social Security Claimants' Representatives
6 Prospect Street Midland Park, NJ 07432-1691 Phone: 1-888-431-2804 E-mail: nosscr@att.net Internet address: www.nosscr.org

National Transplant Assistance Fund
150 N. Radnor Chester Road, Suite F-120 Radnor, PA 19807 Internet address: www.transplantfund.org

Pharmaceutical Research and Manufacturers of America
1100 15th Street, NW Washington, DC 20005 Phone: 1-800-762-4636 or 202-835-3400 Internet address: www.helpingpatients.org

www.ingramcontent.com/pod-product-compliance
Lightning Source LLC
Chambersburg PA
CBHW021952170526
45157CB00003B/962